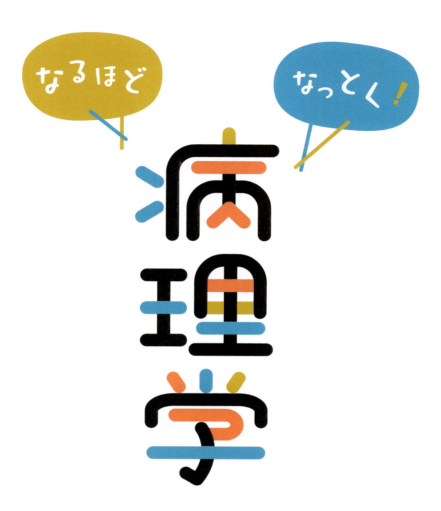

なるほど なっとく！

病理学

病態形成の基本的な仕組み

改訂2版

北海道医療大学特任教授　小林正伸　著

南山堂

改訂2版の序

　筆者は，病気の成り立ちを理解してもらえるように，多くのイラストを利用して，重要な事項に絞って丁寧に説明することを心がけて本書の初版を作成した．そして，幸いにも多くの医療系学部の教科書として利用され，多くの学生に読んでいただけたことを非常にありがたく思っている．また，レビューなどで，医療従事者向けの病理学の教科書として必要十分であるといった好意的なご意見をたくさんいただいた．まだ十分とはいえない本書に対する好意的な評価に対しては，ただただ感謝申し上げるしかない．

　2018年の日本医学界は，免疫チェックポイント阻害薬による癌の免疫療法の開発に貢献した本庶先生に対するノーベル生理学・医学賞の授与で大いに盛り上がった．一部の患者さんだけに認められる効果とはいえ，生体が持つ免疫能が癌細胞に打ち勝てることを臨床的に示したことは画期的な発見であり，癌の治療に従来とは異なる新しい道筋をつけた偉大な発見といっても間違いない．今改訂版でも第10章「腫瘍」のなかで簡単にではあるが免疫チェックポイント阻害薬についての項を設けた．今後も新しい知見については取り入れて，本書をブラッシュアップしていくつもりである．

　また，脂質異常症の新しい診断基準に，non-HDLコレステロールという指標が取り上げられたので，今改訂版でも反映した．診断基準の変更は，LDLコレステロール以外にも中性脂肪やカイロミクロン，small dense LDLなども動脈硬化症の進展には重要な働きをしていることがわかってきたため，non-HDLコレステロールという新しい指標を取り上げるために行われた．今後も新しい検査方法の登場や検査機器の進歩に伴って，このような診断基準の見直しが行われていく可能性が高く，本書も最新の医学情報を取り込んでいくように心がけていくつもりである．

　今改訂にてさまざまな変更を加えたものの，広範な病理学を医療系学部の学生に理解してもらうためには，更なる改良の余地があるように思われる．教育現場の先生方や学生からの忌憚のないご意見やご教示をいただければ，この上ない幸いである．前版と同様に変わらぬご愛顧とご指導を賜りたい．

2019年1月吉日

北海道医療大学看護福祉学部

小林正伸

初版の序

　筆者は25年近くの間，医学部や看護学部などさまざまな医学・医療系学部の学生たちに病理学の講義をしてきた．当初は，初めて病理学を学ぶ学生に論理的かつわかりやすく教えることがとても困難であった．とくに「病理学が何の役に立つの？」と考える学生にとっては，無味乾燥な古臭い講義と受けとられてしまうことも多かった．どうにかして，ヒトの病気の成り立ちに興味を持たせ，体系立てて理解できるように教えることはできないものかと長い間考えてきた．主に医学部以外の学生を教えるようになって気づいたことは，多くの病理学の教科書が情報量過多で消化しきれず，かえって理解の妨げとなったり，医学部向けの教科書を単に簡素にしたものであることだった．

　たとえば，「糖尿病では血糖値が上昇して尿中に糖がでる」と教えられても，「糖尿病＝血糖上昇→尿糖陽性」とただ覚えるだけで，その病態形成のメカニズムを本当に理解している学生は少ない．また，糖尿病の合併症についても，細小動脈の損傷が起きて，網膜症や腎症になると覚えるだけに終わってしまう．本書では，「① インスリンの働きによって血液中から細胞内へのブドウ糖の輸送が行われており，② 糖尿病ではインスリンの働きが悪くなって，ブドウ糖の細胞内への輸送が低下し，③ その結果，血糖値が上昇して尿糖が陽性となる．④ 最終的にはあらゆる細胞がブドウ糖不足のためにエネルギー不足になり，⑤ タンパクに余った糖が結合してタンパクの機能が低下する」と，糖尿病の本態からどのように病態が形成されるのかを，機序がわかるようにある意味くどくどと説明している．

　病気になる理屈がどうあれ，暗記だけで試験などに対応する学生もいるが，それは単なる試験対策でしかない．理屈がわかれば知識として定着する．たとえ説明が長くても，「なるほど，そうなんだ！」と納得できるようにすることがとても重要である．たとえば，糖尿病で免疫不全になることや傷の治りが悪いことも，「エネルギー産生が悪いために，リンパ球も線維芽細胞も元気がないからだよ」と説明すると，多くの学生が容易に納得してくれる．

　本書では，病気の成り立ちをわかりやすく理解してもらえるように，イラストを多用して，重要事項については丁寧に説明を加えている．また，難解な医学用語については欄外に解説を加えて，理解を補えるよう工夫したつもりである．まだまだ不十分かもしれないが，できるだけ多くの学生に読んでもらい，「病気の成り立ちが理解できたし，おもしろかった！」と言ってもらえる教科書となれば幸いである．

2015年10月吉日

北海道医療大学看護福祉学部

小林正伸

目　次

第 1 章　病気と病理学 … 1

A 病理学とは何か？ … 2
  1. 病理学の定義 … 2
  2. 病因学，病態発生学，病理組織学の意義 … 2
  3. 医療における病理学の意義 … 3

B 医療において病理診断はどのような意義があるのか？ … 4

C 治療やケアに病理学は必要か？ … 5

D 病気はどのように発症するのか？ … 6
  1. 単一の原因で発症する疾患における外因と内因 … 7
  2. 多数の要因が相まって発症する疾患の病因とは？ … 9

第 2 章　細胞の異常 ― 病気の本態 … 11

A 細胞の構造と細胞傷害 … 12
  1. 人体の最小単位 ― 細胞の構造と機能 … 12
  2. 傷害因子に対する細胞の反応 … 16
    ① 中毒性傷害 … 16
    ② 感染性傷害 … 17
    ③ 物理的傷害 … 17
    ④ 欠乏性傷害 … 17
  3. 適応反応（傷害刺激を乗り越える反応）… 17
    ① 萎縮 … 17
    ② 肥大 … 18
    ③ 過形成 … 18
  4. 可逆性細胞傷害 ― 変性と化生 … 19
    ① 変性 … 19
    ② 化生 … 20
  5. 不可逆性細胞傷害 ― 細胞死 … 20

B 正常細胞の新陳代謝（古いものが新しいものに入れ替わること）― 恒常性の維持 … 22
  1. 昨日のあなたと今日のあなたは同じか？… 22
  2. 細胞の老化 … 23
    ① ヘイフリック限界 … 23
    ② テロメアの短縮 … 24
    ③ 老化した細胞の死 … 25
  3. 新しく生まれる細胞の供給源 ― 幹細胞 … 25
  4. 細胞の増殖 … 26

C 再生と修復 … 28
  1. 再生と化生 … 28
  2. 創傷と修復機構 … 29

D ヒトの体の多層構造 … 30
  1. ヒトの体 ― 多様な細胞から構成される多細胞生物 … 30
  2. 多様な臓器の存在 ― 多様な病気 … 32

第 3 章　先天異常　35

A 遺伝とは？ ……………………………… 36
 1. 形態や生理機能などの特徴は親から子供に受け継がれる？ ……………… 36
 2. 形質の遺伝 ……………………………… 37
B 先天異常とは？ ……………………………… 39
 1. 先天異常の定義 ………………………… 39
 2. 先天異常の原因 ………………………… 39
  Column 「受精卵の厳しい運命」 ……… 40
 3. 先天異常の分類 ………………………… 40
 4. 先天異常の種類 ………………………… 41

C 遺伝要因による先天異常 ………………… 42
 1. 染色体異常による先天異常 …………… 42
  ① 常染色体異常による先天異常 ……… 42
  ② 性染色体異常による先天異常 ……… 43
 2. 遺伝子異常による先天異常 …………… 44
  ① 常染色体顕性遺伝 …………………… 44
  ② 常染色体潜性遺伝 …………………… 45
  ③ X染色体連鎖潜性遺伝（伴性潜性遺伝）… 46
D 環境要因による先天異常 ………………… 47

第 4 章　循環障害　49

A 循環器系の働き ……………………………… 50
 1. 心・血管系の構造と機能 ……………… 50
  ① 心臓の構造と働き …………………… 50
  Column 「心臓構造の進化」 …………… 51
  ② 血管系の構造と働き ………………… 51
 2. 血圧とは何か？ ………………………… 52
  ① 動脈側の血液を動かすメカニズム … 52
  ② 静脈側の血液を動かすメカニズム … 53
 3. 微小循環 ………………………………… 54
 4. 門脈循環 ………………………………… 55
  ① 門脈圧亢進症 ………………………… 57
  ② 側副血行路 …………………………… 57
B 循環障害 ……………………………………… 57
 1. 出血と凝固 ……………………………… 57
  ① 出血 …………………………………… 58

  ② 出血性素因―出血を起こす異常 …… 61
  ③ 血液凝固と血栓症 …………………… 63
 2. 虚血と梗塞 ……………………………… 65
  ① 虚血とは？ …………………………… 65
  ② 梗塞とは？ …………………………… 66
 3. うっ血と浮腫 …………………………… 67
  ① うっ血 ………………………………… 67
  ② 浮腫 …………………………………… 68
 4. 血圧の異常 ……………………………… 69
  ① ショック ……………………………… 69
  ② 高血圧 ………………………………… 71
C 循環障害によって発症する主な疾患と病態 ……………………………………… 73
 Column 「血圧の基準値とは？」 ………… 73

第 5 章　代謝異常　75

A 代謝とは何か？ ……………………………… 76
B 代謝異常 ……………………………………… 78
C 糖代謝と糖代謝異常 ……………………… 78
 1. 糖代謝 …………………………………… 78
 2. 糖代謝異常―糖尿病 …………………… 79

  ① 糖尿病の分類 ………………………… 80
  ② 糖尿病の症状 ………………………… 82
  ③ 糖尿病の合併症 ……………………… 82
D 脂質代謝と脂質代謝異常 ………………… 83
 1. 脂質代謝 ………………………………… 83

①食物から吸収された脂肪をエネルギー源として運搬するルート ……… 84
②肝臓でつくられた脂肪を全身に配るルート ……… 85
③体内で余った脂肪を回収するルート ……… 85
2. 脂質代謝異常 ……… 85
①脂肪肝 ……… 85
Column「脂肪肝の代表例—フォアグラ」…… 86
②脂質異常症（高脂血症）……… 86
③肥満 ……… 87
④動脈硬化症 ……… 88
⑤メタボリックシンドローム ……… 89
E 核酸代謝と核酸代謝異常 ……… 89
Column「痛風に罹るのはヒトだけか？」…… 90

F タンパク代謝とタンパク代謝異常 ……… 91
1. タンパク代謝 ……… 91
2. タンパク代謝異常 ……… 92
①低タンパク血症 ……… 92
②アミロイドーシス ……… 92
G カルシウム代謝とカルシウム代謝異常 ……… 93
1. カルシウム代謝 ……… 93
①カルシウム代謝の調節機構 ……… 93
2. カルシウム代謝異常 ……… 94
①高カルシウム血症 ……… 94
②低カルシウム血症 ……… 95
H 代謝異常によって発症する主な疾患 ……… 95

第6章 老化　97

A 老化とは何か？ ……… 98
B 細胞の老化と個体の老化 ……… 99
1. 不老不死の単細胞生物と寿命のある多細胞生物 ……… 99
2. 細胞の老化 ……… 101
Column「神経細胞や心筋細胞に癌はできるか？」……… 102
3. 細胞の老化と個体の老化 ……… 103
4. 早期老化症（早老症）……… 104

C 老化に伴う各臓器の変化 ……… 104
1. 中枢神経系 ……… 104
2. 循環器系 ……… 105
3. 呼吸器系 ……… 105
4. 泌尿器系 ……… 106
5. 運動器系 ……… 107
6. 感覚器系 ……… 108
D 老化によって発症する主な疾患 ……… 108
Column「サーチュイン遺伝子」……… 109

第7章 感染と感染症　111

A 感染症とは何か？ ……… 112
1. 感染と感染症 ……… 112
2. 今なぜ感染症を学ぶ必要があるのか？ 112
①各種診療科で診ている感染症 ……… 112
②新興感染症の出現 ……… 113
Column「中東呼吸器症候群（MERS）」…… 114
③再興感染症の出現 ……… 114
④感染症予防のための対策「感染症法」…… 115
⑤院内感染の増加 ……… 116
B 感染症の原因となる病原体 ……… 116
1. 病原体とは何か？ ……… 117

①病原体の大きさ ……… 117
②病原体の分類 ……… 117
③病原体による感染症発症を決める因子 119
2. 常在細菌叢（常在微生物叢）の存在 ……… 119
①常在細菌叢の存在部位 ……… 119
②常在細菌叢の存在意義 ……… 121
C 感染に対する防御能 ……… 122
1. 非特異的防御機構（自然免疫）……… 123
2. 特異的防御機構（獲得免疫）……… 123
D 感染症の発症 ……… 125
1. 感染源（病原体の存在）……… 125

① 人体感染源 ･････････････････････ 125
　　　② 動物感染源 ･････････････････････ 126
　　　③ 環境感染源 ･････････････････････ 126
　　2. 感染経路 ･････････････････････････ 126
　　　① 水平感染 ･･･････････････････････ 126
　　　② 垂直感染 ･･･････････････････････ 127
　　3. 感受性宿主と日和見感染症 ･････････ 127
　　4. 院内感染症と対策 ･････････････････ 127
　　　① 院内感染症 ･････････････････････ 127
　　　② 院内感染対策 ･･･････････････････ 128

第 8 章　免疫と免疫異常　　　　　　　　　　　　　129

A 免疫機構 ･････････････････････････････ 130
　1. 免疫とは何か？ ･･･････････････････ 130
　　　① 免疫学の夜明け ･････････････････ 130
　　　② 感染に対する免疫 ･･･････････････ 131
　　　③ 免疫の思わぬ働き ･･･････････････ 132
　　　④ 感染以外の異物の侵入 ― 医療行為として
　　　　の輸血や移植 ･････････････････ 132
　　　⑤ 免疫の定義 ･････････････････････ 134
　　2. 免疫監視機構にはどのようなものがある
　　　のか？ ･･･････････････････････････ 135
　　　① 非特異的防御機構（自然免疫） ･･･ 135
　　　② 特異的防御機構（獲得免疫） ･････ 136
　　3. 免疫系の仕組みと働き ･････････････ 136
　　　① 免疫系の主な臓器 ･･･････････････ 136
　　　② 特異的防御機構（獲得免疫）のメカニズム
　　　　 ･･････････････････････････････ 137
　　　③ 抗体（免疫グロブリン） ･････････ 138
B アレルギー ･･････････････････････････ 139
　　Column「免疫応答の多様性をつくる機構
　　　とは？」 ･････････････････････････ 140
　　1. Ⅰ型アレルギー ･･･････････････････ 141
　　2. Ⅱ型アレルギー ･･･････････････････ 141
　　3. Ⅲ型アレルギー ･･･････････････････ 142
　　4. Ⅳ型アレルギー ･･･････････････････ 143
　　5. Ⅴ型アレルギー ･･･････････････････ 144
　　6. 免疫の功罪は表裏一体 ･････････････ 145
C 自己免疫疾患 ････････････････････････ 145
D 免疫不全症 ･･････････････････････････ 146
　　1. 免疫不全症の分類 ･････････････････ 147
　　2. 乳幼児，高齢者における免疫機能低下 147
　　3. 糖尿病における免疫機能低下 ･･･････ 149
E 移植免疫 ････････････････････････････ 149
　　1. 自己と非自己の区別 ･･･････････････ 149
　　2. 拒絶反応 ･････････････････････････ 151
　　3. 移植片対宿主反応 ･････････････････ 151
**F 免疫および免疫異常によって発症する主
　な疾患** ････････････････････････････ 152

第 9 章　炎　症　　　　　　　　　　　　　　　　　153

A 炎症の正体 ･･････････････････････････ 154
　　1. 炎症とは？ ･･･････････････････････ 154
　　2. 炎症による徴候 ･･･････････････････ 156
B 炎症はどのように起こるのか？ ････････ 157
　　1. 炎症の原因 ･･･････････････････････ 157
　　2. 炎症の基本病変 ･･･････････････････ 158
　　3. 白血球はどのようにして血管内から炎症
　　　部位へと移動するのか？ ･･･････････ 158
　　4. 炎症に関与する細胞 ･･･････････････ 159
　　5. 炎症に関与する化学伝達物質 ･･･････ 161
C 炎症の分類 ･･････････････････････････ 161
　　1. 経過による分類 ･･･････････････････ 161
　　　① 急性炎症の運命 ･････････････････ 161
　　　② 急性炎症と慢性炎症の違い ･･･････ 162
　　　③ 慢性肉芽腫性炎症 ･･･････････････ 163
D 炎症の全身反応 ･･････････････････････ 164

第10章 腫瘍

167

A 癌とは何か? ………………………… 168
1. 癌細胞と正常細胞ではどちらが早く増殖する? ………………………… 168
2. 癌と腫瘍 ………………………… 168
   ① 自律性増殖 ………………………… 168
   ② 単クローン性の意味 ………………………… 170

B 腫瘍の分類 ………………………… 172
1. 悪性度の違いによる分類 ………………………… 172
   ① 良性腫瘍と悪性腫瘍 ………………………… 172
   ② 何をもって悪性というのか? ………………………… 173
2. 上皮性悪性腫瘍(癌腫)と非上皮性悪性腫瘍(肉腫) ………………………… 173
3. 腫瘍の実際の命名法 ………………………… 174

C 癌の特性 ………………………… 175
1. 癌はどのようにしてできるのか? ………………………… 175
   ① 癌細胞誕生のメカニズム ………………………… 175
   ② 癌遺伝子 ………………………… 176
   ③ 癌抑制遺伝子 ………………………… 178
2. 遺伝子異常の原因は何か? ………………………… 180
   ① 環境要因 ………………………… 181
   Column「イヌ・ネコの癌とヒトの癌」 ………………………… 185
   ② 遺伝要因の関与 ………………………… 186
3. 癌の進展過程 ………………………… 187
   ① 前癌病変 ………………………… 187
   ② 癌の悪性化進展 ― 転移 ………………………… 188
   Column「なぜ正常細胞は癌細胞のように移動できないのか?」 ………………………… 189
4. 癌が宿主に及ぼす影響 ………………………… 191

D 腫瘍マーカーと癌の診断 ………………………… 191
1. 生化学的診断 ― 腫瘍マーカー ………………………… 191
   ① 腫瘍マーカーとは何か? ………………………… 191
   ② 腫瘍マーカーの役割 ………………………… 192
   ③ 代表的腫瘍マーカー ………………………… 192
2. 病理診断(確定診断) ………………………… 193
   ① 細胞診 ………………………… 193
   ② 病理組織診 ………………………… 194

E 癌の治療 ………………………… 194
1. 癌の手術療法 ………………………… 194
   ① 手術療法の効果 ………………………… 194
   ② 手術療法の合併症 ………………………… 195
2. 癌の放射線療法 ………………………… 196
   Column「ガンマナイフとサイバーナイフ」 ………………………… 196
3. 癌の化学療法 ………………………… 197
   ① 化学療法の始まりから現在への進歩 ………………………… 197
   ② 抗癌薬の作用と副作用 ………………………… 198
4. 免疫チェックポイント阻害薬による免疫治療 ………………………… 199

日本語索引 ………………………… 201
外国語索引 ………………………… 206

第 1 章

病気と病理学

学習目標

1. 病理学とはどのような学問なのかを理解する
2. 医療において病理学がどのように役に立っているのかを理解する
3. 治療やケアをする際に病理学の知識が役に立つことを理解する
4. 多様な病気の成り立ちが基本的には外的要因と内的要因によって決められていることを理解する

🟠 X線写真
X線とはレントゲン（ドイツの物理学者，1845-1923）が発見した電磁波で，鉛には遮蔽されるも，ヒトの体や分厚い本などを透過し，写真乾板上に生体内の構造を映し出せる放射線の一種である．水分やカルシウムなどがあると透過性が低下するため，水分を豊富に含む細胞から構成されるヒトの体などの内部構造を映し出す方法として，現在では画像診断に使われている．

🟠 結節性陰影（結節影）
結節とは節のような塊を指す．X線が透過できない異常な塊のため，X線像に白い影を示す．下図は，胸部X線写真の結節性陰影である．

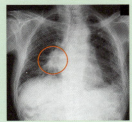

（写真提供：坂本明正）

🟠 確定診断
何の病気なのかをはっきりと決める診断のこと．たとえば，乳癌の疑いのある患者に乳房切除手術を行うためには，確定診断で乳癌であることが確かでなければならない．

🟠 CRP
C反応性タンパク（C-reactive protein）の略語である．日常診療でよく行われる検査で，炎症反応の程度を示すタンパクである．

🟠 CT検査
CT（computed tomographyの略，コンピュータ断層撮影）を用いたX線検査．生体を水平断にした断層撮影像が得られる．

A 病理学とは何か？

1. 病理学の定義

「病」とは病気，疾病，病態などに使われる字で「やまい」を意味する．「理」とは道理，理論，理解などに使われる字で「ことわり」を意味する．つまり「病理」とは，病の発生する理のことを指し，病理学とは，病気（異常な状態）下にあるヒトの状態を把握し，その原因と成り立ちを理解する学問のことを指す．あくまでも科学的に理解することが重要であり，病気の原因や成り立ちを理解することによって，治療や予防の方策を提示できるようにすることを目的とする．

病理学は次の3つの要素から成り立つ．
① 何が原因で病気になったのか？ ………………………病因学
② 病気がどのような機序で人体に影響を及ぼしているのか？
　　　　………………………………………………………病態発生学
③ 病気によって人体の組織の構造がどのように変化するのか？
　　　　………………………………………………………病理組織学

以下に具体的な症例を提示して，病因学，病態発生学，病理組織学の意義を解説する．

2. 病因学，病態発生学，病理組織学の意義

症例：65歳，男性．半年前から全身倦怠感や熱感，寝汗（盗汗）などの不快感を感じていた．1カ月ほど前から夜間の咳が増加し，痰に血液が混じるようになったため来院した．理学所見上は異常所見なし．胸部X線写真にて右肺門部の結節性陰影（結節影）が認められた．

さて，この患者をどのように治療したらよいのだろうか？ 治療のためには，まずは病気が何かを診断する必要がある．胸部X線写真上の結節性陰影は，肺結核や肺癌，転移性肺癌などを疑わせる所見であるが，どのように確定診断に至れるのだろうか？

血液検査ではCRP陽性以外にとくに目立った異常所見は認められなかった．それでは，CT検査などの画像診断を進めれば何かわかるだろうか？ 残念ながら，胸部の異常な結節性陰影が何かを確定診断するためには，病理組織検査にて病理診断する以外に方法はない．喀痰（吐いた痰）の細菌検査や細胞診を行い，

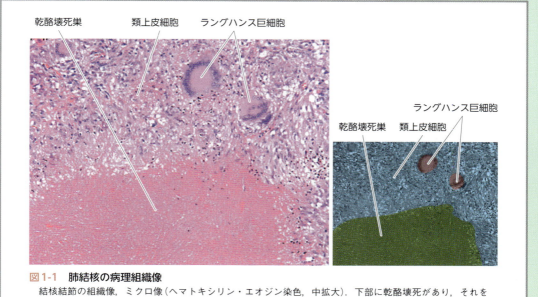

図1-1 肺結核の病理組織像
結核結節の組織像，ミクロ像（ヘマトキシリン・エオジン染色，中拡大）．下部に乾酪壊死があり，それを類上皮細胞とラングハンス巨細胞が取り囲んで肉芽腫を形成している．

そこで結論が出なければ，直接組織の一部を採取して組織診を行うことになる．

　たとえば，組織診にて乾酪壊死巣を認め，結核菌がみつかれば，肺結核と診断できる（病理組織学）．図1-1は肺結核の病理組織像である．結核の原因は結核菌の感染であり（病因学），胸部X線写真上の結節性陰影が形成された理由は，結核菌の感染によって特異的防御機構が誘導され，免疫細胞であるマクロファージやリンパ球などが結核菌の感染部位に遊走してきた結果，病巣の中心部に乾酪壊死巣が形成されるからである（病態発生学）．

　このような症例に対しては，結核菌に対する抗菌薬（抗生物質）を投与し，結核菌を排除する必要がある．肺癌のときのように肺の切除手術が第1選択肢となることはない．

3. 医療における病理学の意義

　前述したように，病理学とは何が原因で病気になったのか（病因学），病気によって人体にどのような異常が，どのようなメカニズムでもたらされたのか（病態発生学），その結果，人体の組織構造にどのような異常が認められるようになったのか（病理組織学）を理解する学問であり，病理診断に基づいて治療法を選択することになる．

■ 乾酪壊死巣
結核性病変の中心部は，チーズ様の色調と硬さを持つ特有の凝固性の壊死物質を形成する．乾酪とはチーズの訳語である．この壊死巣は一般炎症の化膿による融解壊死とは異なる．

■ 特異的防御機構
ある特定の異物を排除する仕組みを指す（p.123, 136参照）．皮膚や粘膜のようにあらゆる異物の侵入を阻害する非特異的防御機構とは異なる．たとえば，麻疹抗体は麻疹ウイルスの侵入だけを特異的に阻害する（麻疹＝はしか）．

B 医療において病理診断はどのような意義があるのか？

医療は，自覚症状を訴える患者がどのような病気に罹患しているのかを探索する「診断」と，病気の種類と進行度によってどのように治していくかという「治療」と，病気にならないためにはどうしたらよいかという「予防」の3つに分けられる（図1-2）．

診断は臨床診断と病理診断の2つに分けられるが，必ずしもすべての患者に病理診断が必要なわけではない．たとえば，高血圧症の診断には，家庭内での血圧測定（家庭血圧）と病院での血圧測定（診察室血圧）を行い，家庭血圧135/85 mmHg以上，診察室血圧140/90 mmHg以上であれば高血圧症と臨床診断する．その後，血液検査で腎機能やホルモン値などを検査したうえで，食事療法，運動療法，薬物療法などの治療を始めることになる．

主に病理診断が必要になるのは，悪性腫瘍と良性腫瘍の鑑別，悪性腫瘍の転移の有無など癌に関連した場合である．仮にX線画像やCT画像で癌が疑わしくても，病理診断なくして手術で切除するといった治療法を選択することはあり得ない．肺や子宮頸部の病変であれば，擦過細胞診にて癌細胞があることを確認し，胃や大腸の病変であれば，組織を採取して組織診にて癌であるか否かを確認する必要がある．病理診断には，不幸にも亡くなって

■ 転移
腫瘍細胞が最初に発生した場所（原発巣）からリンパ管や血管などを経由して別の場所で再び増殖し，同一種類の腫瘍が二次的に生じること．

■ 擦過細胞診
検査対象部分を，小さなブラシや綿棒，ヘラなどで細胞をこすりとって病理検査する方法．

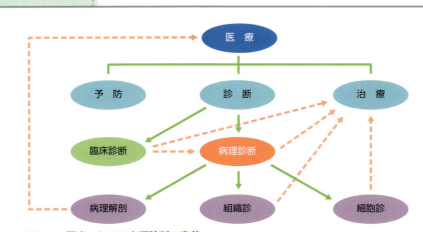

図1-2　医療における病理診断の意義
医療は予防，診断，治療から成り立っている．診断には臨床診断以外に病理診断が必要な場合がある．病理診断は細胞診か組織診で行い，それをもとに治療方法を選択する．不幸にも亡くなった場合には，病理解剖にて診断の正しさや治療効果を確認する．その結果が医学の進歩に反映されて，診断方法や治療の進歩を促すことになる．

しまった患者の死因の解明や，これまでの治療効果の確認などのために，死後に行われる病理解剖という重要な病理診断も含まれている．病理解剖で得られた所見は，病理医により剖検診断書または病理解剖学的診断書にまとめられ，臨床医にその結果が報告される．現在の医学知識の大部分は，この病理解剖診断によって得られた臨床診断の妥当性，治療効果の判定結果などに基づいており，病理診断はその意味においてすべての病気の理解には欠かせないものとなっている．

> **剖検**
> 病死した患者の死因や病変などを追究するため，遺体を解剖して調べること．

C 治療やケアに病理学は必要か？

寝たきりとなった高齢者には褥瘡と呼ばれる皮膚潰瘍ができやすい．寝たきりとなって，自分で体を動かすことができなくなると，介護する人が体を動かしてくれない限り，同じ姿勢のまま長時間放置されることになる．仰向けに寝ている場合には，骨盤の仙骨部や足の踵骨部，肩甲骨部などにおいて，ベッドと骨の間の皮膚や皮下組織，筋肉などが挟まれて圧迫されることになる．ベッドと骨の間にある組織の血管も同様に圧迫されるために血流が阻害され，圧迫された組織は血流不足の状態となっていずれ壊死してしまう．その結果，皮膚に潰瘍が形成されるのである．こうした褥瘡の病態発生過程を理解できていれば，頻繁に体位変換したり，圧迫させないように円座などを使用することで褥瘡を防ぐことができる（図1-3）．

われわれは通常，寝ている間でも寝返りを打っており，「常に仰向けで動けない」といった状態に陥ることはない．それがゆえに，「仰向けのまま動けない」という状態がどのような結果をもたらすのか気づきにくい．たとえば，脳梗塞による麻痺のために動けなくなった患者が自宅のベッドに放置された結果，仙骨部などに褥瘡ができて，腐敗してしまうなどの悲惨な状況を招いてしまうことがある．一方，病院に入院している患者に対しては，病院のスタッフが昼夜の区別なく体位変換し，褥瘡の発生を抑えるような対応がとられる．この差こそ，病気の発生メカニズムに精通している医療スタッフと何も知らない一般の人との違いであり，ここに病理学を学ぶ意味がある．

> **潰瘍**
> 皮膚や粘膜（口から肛門までの内側など），眼球などを覆う上皮組織，すなわち被覆上皮が欠損し，欠損がその下層組織に至った状態を潰瘍と呼ぶ．欠損が上皮組織にとどまったものはびらんと呼ぶ．

> **円座**
> 中央部分に穴の空いた，円形のクッション．

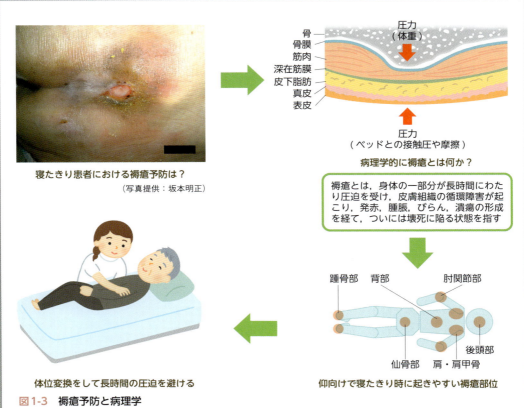

図1-3　褥瘡予防と病理学

褥瘡は，寝たきりになった患者においてはまず避けなければならない合併症であるが，少しの油断で仙骨部などに深い潰瘍ができてしまう場合がある．褥瘡の発生するメカニズムが，ベッドと骨との間に挟まれた組織の圧迫による，血流の減少・遮断によるものだとするならば，長期間の圧迫を避けることで，褥瘡の発生を抑制できるはずである．

D　病気はどのように発症するのか？

　病気の発症原因は，表1-1に示したように大きく2つに分けることができる．一つは外部から体に作用するもので外的要因（外因）と呼ぶ．外因には，①感染症などを引き起こす病原性微生物などによる生物学的因子，②一酸化炭素などの有害な化学物質による化学的因子，③外傷や放射線などの物理的因子，④栄養や酸素不足などによる栄養障害，⑤医療行為による医原病などがあげられる．

　もう一つは，体のなかにある，病気の原因となるものや，病気に対する罹りやすさの違いで決まる．人種や性別，年齢の違いなどの素因や個人の免疫反応の相違などで，内的要因（内因）と呼

表1-1 病気の発症原因

外　因（有害物質，ストレス）
1. 感染因子（細菌，ウイルス，真菌，寄生虫）などによる生物学的因子
2. 一酸化炭素や水銀などの有害な化学物質による化学的因子
3. 放射線，熱，紫外線，物理的外傷などの物理的因子
4. 栄養素不足，酸素不足，水不足などによる栄養障害
5. 医療行為（検査，治療行為，薬物治療，手術など）による医原病

内　因
1. 人種，性別，年齢などの相違による素因
2. アレルギー体質など免疫・アレルギー反応の個体差
3. ホルモン異常などの内分泌障害
4. 遺伝・染色体異常などの先天的な要因

ばれる．

　たとえば，感染症のような微生物の侵入によって起こる疾患であっても，必ずしも外因だけで病気の発症の有無が決まるわけではない．病原性微生物に対する免疫反応の違いや年齢などの内因も大きく関係している．また，動脈硬化症や糖尿病，癌などは，外因と内因が複雑に相まって発症する**多因子疾患**と考えられている．

1. 単一の原因で発症する疾患における外因と内因

　病気の原因はけっして外因ばかりではない．感染症を例にとると，微生物という外因の侵入がなければ発症しない．しかし，微生物の侵入があっても発症しない人もいる．その違いは内因によって決まる．

　かぜという疾患は，かぜの原因となるウイルス（ライノウイルス，コロナウイルス，アデノウイルス，RSウイルスなど数種類がある）の感染によって引き起こされるが，ウイルスの侵入だけではかぜは発症しない．ウイルスの感染があっても，ウイルスに対する**液性免疫**を中心にした免疫応答が強くあれば，鼻腔（びくう）などの局所において粘膜細胞への侵入を最小限に抑えて症状がでない場合もある．同様に強い免疫応答のために，侵入したウイルスが増殖しても抗体によって排除され，ウイルスに感染した細胞が少数にとどまり，鼻水程度で治ってしまう場合もある．これらの症例では，ウイルスの感染はあっても，症状が出ないか軽いため，病院を訪れることなく治ってしまう（**図1-4-A**）．

　一方，初期の免疫応答が弱い場合には，咽頭（いんとう）などの粘膜細胞に

液性免疫
血漿（血液の液状成分）中に含まれる抗体（免疫グロブリン）による異物の排除機構（p.125，136参照）．

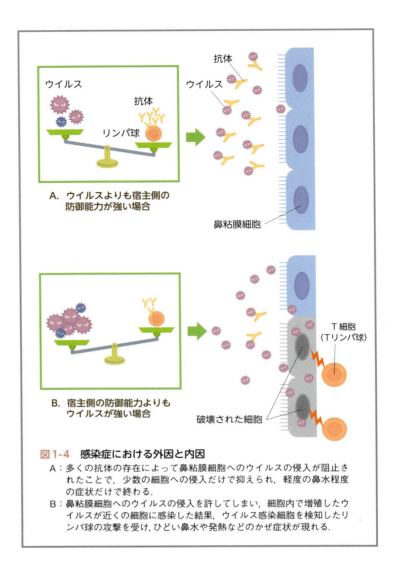

図1-4 感染症における外因と内因
A：多くの抗体の存在によって鼻粘膜細胞へのウイルスの侵入が阻止されたことで、少数の細胞への侵入だけで抑えられ、軽度の鼻水程度の症状だけで終わる。
B：鼻粘膜細胞へのウイルスの侵入を許してしまい、細胞内で増殖したウイルスが近くの細胞に感染した結果、ウイルス感染細胞を検知したリンパ球の攻撃を受け、ひどい鼻水や発熱などのかぜ症状が現れる。

細胞性免疫
リンパ系細胞のなかのT細胞による異物の排除機構である。この場合の異物の処理は、異物の侵入を許した細胞を破壊することで達成されるため、自分の細胞の破壊が必ず伴う (p.136参照)。

キラーT細胞
リンパ球は白血球の成分の一つで、B細胞、T細胞、NK細胞に分けられ、T細胞はさらにヘルパーT細胞（免疫応答の司令塔）とキラーT細胞（感染細胞を破壊する殺し屋）に主に分けられる。微生物が侵入した細胞を直接攻撃するのがキラーT細胞である。細胞傷害性T細胞とも呼ばれる。

炎症
細菌やウイルスなどの侵入、火傷や外傷などの生体への傷害が起こったときに、生体が恒常性を保とうとする反応で、細菌やウイルスを排除しようとする免疫反応や傷害された組織を取り除こうとする反応である。かぜをひいたときののどの腫れや発赤、発熱なども炎症反応である。

受容体
細胞表面や内部に存在し、細胞外の特定の物質（ホルモンや情報伝達物質など）と特異的に結合し感知することで細胞機能に影響を与える分子である。ウイルスも細胞内に入るためには、細胞膜上の分子に結合して細胞内に取り込まれる必要がある。そのウイルスが結合する分子をウイルス受容体と呼ぶ。

感染して細胞内で増殖し、近隣の細胞に感染を拡大していく。その段階で初めて**細胞性免疫**を中心とした免疫応答を引き起こし、キラーT細胞が感染細胞を破壊することで、**炎症**が強く出ることがある。こうした症例では、炎症反応のために咽頭粘膜の発赤、発熱、咽頭痛などが出現して、「かぜではないか？」と気づくことになる（図1-4-B）。

ウイルス感染後のこうした違いは、宿主であるヒトの防御能（免疫能）の違いやウイルス感染に対する細胞のかかりやすさ（受容体発現量の違いなど）などの内因と外因（ここではウイルス）のバランスによって病気の発症が決まるとされている。

2. 多数の要因が相まって発症する疾患の病因とは？

最近では，アルコール摂取や喫煙，過食，過剰な塩分摂取など1つ以上の外因の関与（これらの外因は疫学的に疾患との関与が証明されるが，ヒトの病態形成への直接的な因果関係の証明が難しい）と，遺伝的疾患感受性の差（1つの遺伝子だけで決まるものよりも，多遺伝子が感受性を決めている場合が多い）といった内因との複合的な関与によって発症する疾患が多くなっている．心血管系疾患や脳血管障害などの原因となる動脈硬化症はその代表的疾患である．

図1-5に普段の生活習慣から生活習慣病の発症が誘導され，複合的な生活習慣病の罹患によって動脈硬化症を発症し，最終的には心筋梗塞や脳梗塞に至る経路を示した．

過食や偏食，運動不足などによって肥満となり，飲酒や喫煙といった習慣によって，高血圧症，糖尿病，脂質異常症などの生活習慣病を複数罹患することになる．また，このように肥満をベー

■ 疫学
集団における健康と疾患に影響を与える要因を検討する学問で，もともとは伝染病の因果関係を明らかにするものとしてスタートし，今では公害や災害の因果関係の解明にも及んでいる．

■ 遺伝的疾患感受性
多因子の関与によって発症してくる疾患では，それぞれの因子によって疾患が発症する確率が個人によって異なる．この確率の差が生じるいくつかの遺伝子が存在していると考えられており，それらの遺伝子の探索が今も進められている．遺伝子の差によって疾患に罹患する確率の違いが生じることは遺伝的疾患感受性の差からきている．

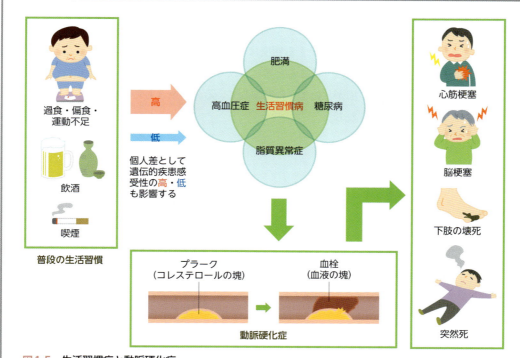

図1-5　生活習慣病と動脈硬化症
過食や喫煙，運動不足などの生活習慣を継続していると，遺伝的疾患感受性の高い人では，高い頻度で高血圧症，脂質異常症，肥満症などの生活習慣病を発症する．もちろん感受性の低い人では，発症率も高くはない．生活習慣病は，それぞれが動脈硬化症の発症を促進して，心筋梗塞や脳梗塞といった死につながる病気の発症を促すことになる．

> **メタボリックシンドローム**
> 下記①を必須条件に，②，③，④のうち2つ以上満たす場合をメタボリックシンドロームと呼ぶ．①ウエスト周囲径：男性85cm以上，女性90cm以上，②血清脂質：トリグリセリド150mg/dL以上かつ／またはHDLコレステロール値40mg/dL未満，③血圧：収縮期血圧（最高血圧）130mmHg以上かつ／または拡張期血圧（最低血圧）85mmHg以上，④空腹時血糖値110mg/dL以上．

> **プラーク**
> 解剖学や病理学では斑を指し，歯科学では歯垢を指す．血管ではコレステロールを中心とした粥（じゅく）状の血管内皮下の沈着物（粥腫）を指す．このように血管にプラークができた状態を粥状（アテローム性）動脈硬化と呼ぶ．

スにして，高値血圧，高血糖，脂質異常のうち，2つ以上を満たした病態を**メタボリックシンドローム**と呼んでいる．

　しかし，こうした生活習慣にもかかわらず，生活習慣病に罹患することもなく健康を維持する人もいる．これは，内因による疾患感受性の差であり，発症しやすい人と発症しにくい人がいるということである．

　高血圧や糖尿病，脂質異常症などの生活習慣病によって，動脈の血管内皮細胞下にコレステロールが沈着してプラークが形成されると，血管内腔が狭くなって血流が阻害されるようになる．この状態が**動脈硬化症**であり，このプラークに傷が入ると血栓が形成されて動脈の流れが遮断されることになる（図1-5）．その結果，死亡の原因となる心筋梗塞や脳梗塞などが発生する．

　生活習慣病の発症過程には，過食，飲酒，喫煙といった多数の複合的な要因の関与が疫学的に確認されている．しかし，病態発生学的な証明が難しく，直接の因果関係も含めて発症機序へのかかわり方はいまだ完璧には解明されていない．

　感染症のような単一の原因で発症する疾患でも，生活習慣病のような多因子で発症するような疾患でも，外因があって発症するが，発症する頻度はその人の遺伝的要因や免疫状態などの内因によって決まると考えられている．疾患の理解のためには，両方の要因がどのように関与しているのかをきちんと理解することが重要になる．

第 2 章

細胞の異常―病気の本態

学習目標

1. 細胞の構造と細胞膜，細胞内小器官，核の役割を理解する
2. 細胞に傷害を与える要因に対する細胞の対応（適応，傷害，細胞死）を理解する
3. 細胞死にはネクローシスとアポトーシスという2つのタイプがあることを理解する
4. 正常組織では老化した細胞が死に，新しい細胞が生まれる新陳代謝によって恒常性が維持されていることを理解する
5. 細胞には寿命があり，老化することを理解する
6. 新しい細胞を供給するのが組織幹細胞であることを理解する
7. 病的状態下での欠損の再生は不完全であることを理解する
8. 多彩な機能を持つ細胞からなる組織や臓器があるがゆえに，多彩な病気に罹ることを理解する

細胞の構造と細胞傷害

1. 人体の最小単位—細胞の構造と機能

　人体の最小単位は細胞で，ヒトの体は約60兆個の細胞からできている．ただし，同種の細胞が60兆個集まっているのではなく，消化や呼吸などのある特定の機能だけを持った各種の細胞集団からなり，さまざまな臓器を構成している．

　それでは，この細胞が外的要因により傷害を受けると体はどうなるのだろうか？　たとえば，微生物の侵入によって大腸の粘膜細胞が傷害されると下痢や腹痛といった症状が現れたり，一酸化炭素の曝露によって脳の神経細胞が傷害されると意識障害といった症状が現れ，健康な状態から病的状態へと移行する．つまり，ヒトの体を構成する細胞の傷害こそが病気の本態である．

　細胞の構造はほぼすべての動物細胞に共通しており，細胞膜に囲まれた細胞質とそのなかの核から成り立っている（図2-1，図2-4参照）．細胞質にはエネルギー産生やタンパク合成など，

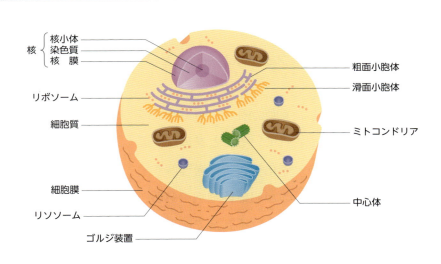

図2-1　細胞の構造
細胞は細胞膜に囲まれた細胞質と核から成り立っている．細胞質には，エネルギーの産生やタンパクの合成を行う細胞内小器官がある．細胞内小器官には次のものが含まれる．ミトコンドリア（エネルギーの産生），リボソーム，粗面小胞体（タンパクの合成），滑面小胞体（リン脂質・脂肪酸の合成），リソソーム（細胞内消化作用），中心体（分裂装置），ゴルジ装置（タンパクの糖鎖付加）など．

細胞の生存に必須の働きを行っている細胞内小器官が存在している．主な細胞内小器官は，エネルギーの産生をしているミトコンドリア，タンパク合成の場である粗面小胞体，リン脂質や脂肪酸の合成の場である滑面小胞体などである．核膜によって囲まれた核には，デオキシリボ核酸（DNA）がヒストンと呼ばれるタンパクに巻きつき，棒状の塊になった染色体が存在する（**図2-2**）．通常，染色体は核のなかでほどけた状態にあるため形がはっきりせず，染色しても見えない．しかし，分裂期には棒状のはっきりとした形をとるようになり，染色すると見えるようになる．ギムザ液でよく染まることから染色体という名前がつけられた．

ヒトは，1つの細胞（核）のなかに母親由来の1組の染色体23本と父親由来の1組の染色体23本を合わせた，23対46本の染色体を持つ二倍体（1組の染色体23本を2セット持つ）と呼ばれる個体である．母親・父親由来いずれの23本の染色体には遺伝子情報が含まれており，それぞれの染色体または遺伝子群をゲノムと呼ぶ．

染色体のうち，22対44本を常染色体と呼び，その大きさの順に1～22の番号がつけられている．そして，残りの1対2本を性染

細胞内小器官
細胞内には，ある特定の機能を持った特有の形態の構造物が存在している．顕微鏡の倍率によっては見えるものが変わってくるため，どこまでを細胞内小器官と呼ぶのか意見の相違があるが，一般的にはミトコンドリアや小胞体などを指す．

ヒストン
核内のDNAと結合し自身に巻きつけることでDNAをコンパクトにしている塩基性タンパク．

ギムザ液
ギムザ液は，メチレン青，アズール青などの塩基性色素とエオジンの酸性色素との混合物である．血液系の細胞などを染色するギムザ染色に使用する染色液のことを指す．

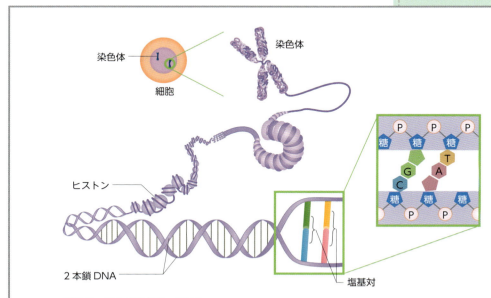

図2-2 核内の染色体・DNA
ヒトの細胞の核内には46本の染色体があり，それらはDNAがヒストンというタンパクに巻きついてできている．アデニン（A），グアニン（G），シトシン（C），チミン（T）という4種類の塩基と糖とリン酸（P）から構成（ヌクレオチド）されている核酸が，リン酸を介して鎖状につながって1本鎖DNAとなり，塩基と塩基が対となって結合して2本鎖DNAとなっている．

性染色体

雌雄異体の生物で性決定に関与する染色体である．ヒトではX染色体とY染色体と呼ばれる2種類がある．下図は，1つの細胞に含まれる染色体で，23番目の性染色体がXYであるため男性であることがわかる．

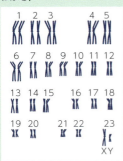

色体と呼び，女性はX染色体を2本，男性はX染色体1本とY染色体1本を持っている．この染色体の本態であるDNAは，デオキシリボースという糖を含む核酸のことを指している．DNAがリン酸を介して鎖状につながり1本鎖DNAとなり，2本の鎖同士が塩基を介して結合して2重らせんの構造をとる．これを2本鎖DNAと呼んでいる（図2-2）．1組23本の染色体におけるヒトの2本鎖DNAには約30億個の塩基対が並んでおり，そのなかには約2万数千個の遺伝子が存在する．遺伝子とは，タンパクのアミノ酸配列を示した設計図で，生体内にあるさまざまなタンパクがこの遺伝子（設計図）をもとにつくられている．実際には，DNA内の遺伝子を鋳型に，その塩基配列がメッセンジャーRNA（伝令RNA）に転写される．ついで，細胞質に移動したメッセンジャーRNAの塩基配列が，アミノ酸配列に翻訳されてタンパクが合成される．このようにつくられたタンパクは，体の重要な構成成分となる．したがって，遺伝子に異常があると正常なタンパクがつくられず，さまざまな疾患の原因となる．遺伝子はDNAのすべてを占めているわけではなく，DNA全体のせいぜい数％にすぎないとされている．残りのDNAの大部分はタンパクの合成などに

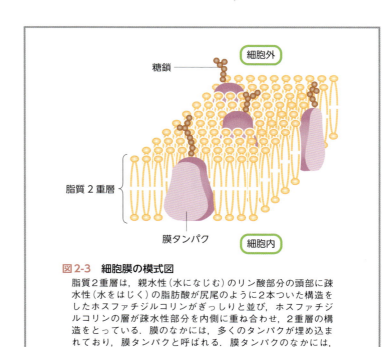

図2-3　細胞膜の模式図

脂質2重層は，親水性（水になじむ）のリン酸部分の頭部に疎水性（水をはじく）の脂肪酸が尻尾のように2本ついた構造をしたホスファチジルコリンがぎっしりと並び，ホスファチジルコリンの層が疎水性部分を内側に重ね合わせ，2重層の構造をとっている．膜のなかには，多くのタンパクが埋め込まれており，膜タンパクと呼ばれる．膜タンパクのなかには，糖やナトリウムなどを運ぶ輸送タンパクとして働くものもある．

関与しない領域である.

　図2-3に示したように，細胞膜は脂質2重層からできており，水様性の物質（糖やアミノ酸，電解質など）が細胞内外を行き来するためには特別の出入り口を使わなければならない．どのような物質でも細胞内外へ自由に出入りできるわけではない．必要なものを細胞内に取り込む場合や，不要なものを細胞外に排出する場合は，エネルギーを使って能動的に行う必要がある．そのために，細胞膜のなかには各種の膜タンパクが埋め込まれており，糖やアミノ酸，電解質などの輸送を担っている．

　細胞は脂質2重層の構造をとる細胞膜によって1個の独立した生命体として外界と区切られており，膜タンパクなどを用いて細胞外より細胞質に酸素と栄養を取り入れ，細胞内小器官によってエネルギーを産生している（図2-4）．そして，つくられたエネルギーを用いて古くなったタンパクを破壊し，核内のDNAに保存された設計図をもとに新しいタンパクを合成し，寿命の尽きるまで精一杯働いている．老化した細胞は新しく生まれる細胞によって置き換えられるが，その設計図は核のなかのDNAに遺伝子として維持されている．こうして細胞が元気に生きている限り，ヒトは健康を維持できるが，ある細胞集団に傷害がもたらされると，細胞集団がこなしてきた機能が障害され，ヒトは体の異常を感じるようになる．

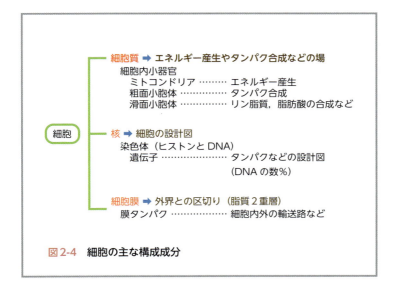

図2-4　細胞の主な構成成分

2. 傷害因子に対する細胞の反応

細胞の正常な営みをストップさせるような状況，たとえば，低酸素血症や無酸素血症，毒物・化学物質への曝露，感染などが生じたとき，細胞は刺激の程度に応じて3段階の反応を示す（図2-5）．

細胞に十分な予備能があれば，どのような状況下に置かれても危機を乗り越えることができる（第1段階）．しかし，予備能が不足している場合には，細胞は可逆性傷害（第2段階）からしだいに不可逆性傷害に至り，最終的には死んでしまう（第3段階）．予備能で対応できなくなったときの反応を細胞傷害と呼んでいる．不可逆性傷害時にもたらされる細胞の死は，細胞死と呼ばれている．

細胞傷害の原因は，中毒性傷害，感染性傷害，物理的傷害，欠乏性傷害の4つに分類される．

❶ 中毒性傷害

遺伝性代謝異常による脂質の蓄積などの内因性毒素による場合と，アルコールや抗癌薬などの化学物質の外因性毒素による場合がある．代表的な例としては抗癌薬の投与による造血組織や消化管粘膜組織の傷害がある．

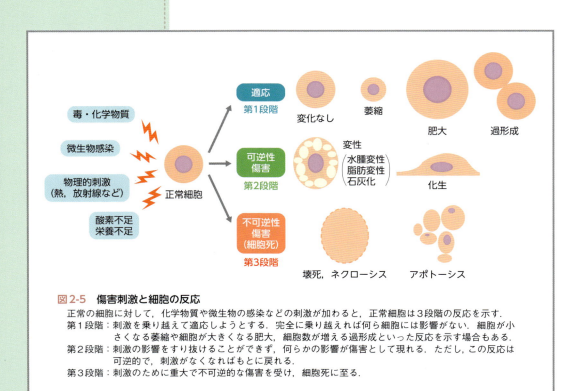

図 2-5　傷害刺激と細胞の反応
正常の細胞に対して，化学物質や微生物の感染などの刺激が加わると，正常細胞は3段階の反応を示す．
第1段階：刺激を乗り越えて適応しようとする．完全に乗り越えれば何ら細胞には影響がない．細胞が小さくなる萎縮や細胞が大きくなる肥大，細胞数が増える過形成といった反応を示す場合もある．
第2段階：刺激の影響をすり抜けることができず，何らかの影響が傷害として現れる．ただし，この反応は可逆的で，刺激がなくなればもとに戻る．
第3段階：刺激のために重大で不可逆的な傷害を受け，細胞死に至る．

❷ 感染性傷害

寄生虫や細菌，ウイルスなどの感染による傷害である．細胞がウイルスに感染すると，細胞内で細胞のために使われていたエネルギーやアミノ酸などがウイルス複製のために奪われてしまい，細胞の機能が低下する．ウイルス増殖が盛んな場合には，細胞膜の破綻によって細胞死する．

❸ 物理的傷害

外傷や熱，寒冷，気圧の急激な変化，放射線，電気などによる細胞の傷害である．物理的刺激は，細胞内のタンパクや細胞膜などの高次構造を破壊し，タンパクの機能を失わせ，細胞膜の破綻などを介して細胞死を誘導する．

❹ 欠乏性傷害

酸素不足や栄養不足などによる細胞傷害である．たとえば，虚血性の細胞傷害がその1例である．低酸素障害によってミトコンドリアでのエネルギー産生が低下し，その結果，タンパク合成能が低下するが，酸素供給が回復すれば細胞死することなく回復する．しかし，低酸素状態が続くと，エネルギー産生のさらなる低下によって膜機能の異常が起こり，カルシウムや酵素が細胞内小器官から細胞質へ流出し，細胞膜が破壊されて細胞死に至る．

■ 虚血
局所を流れる血液量が著しく不足した状態である．

3. 適応反応（傷害刺激を乗り越える反応）

細胞の傷害をもたらすようなさまざまな因子に対して，細胞の予備能を用いて傷害を受けることなく乗り越えることができれば，肉眼的には何ら異常な形態をもたらさずにすむ．その場合，細胞や組織にはとくに異常は認められない．ただし，時には傷害刺激を乗り越えるために正常とは明らかに違う形態を示す場合もある．図2-6に細胞の**萎縮**・**肥大**・**過形成**の意味することを示した．

❶ 萎縮

正常の大きさに成長した臓器や組織の容積が減少すること（単純萎縮）を指すが，そのときに細胞は容積だけではなく数も減少すること（数的萎縮）がある．萎縮には，加齢に伴う**生理的萎縮**（高齢者にみられる脳重量の減少や閉経後の卵巣や子宮の縮小など）や**栄養障害性萎縮**（飢餓難民の子供にみられる筋肉の萎縮など），**廃用性萎縮**（骨折で入院した患者や無重力下にいる宇宙飛行士にみられる筋肉の萎縮など，**無為萎縮**とも呼ばれる），**圧**

■ 廃用
医学的な意味合いとして，寝たきりなどの状態で身体の機能を用いない，使わないなど身体活動の低下状態が続くことを指す．これにより器官や筋肉の機能低下，萎縮などが起き，さまざまな症状が現れる（廃用症候群）．

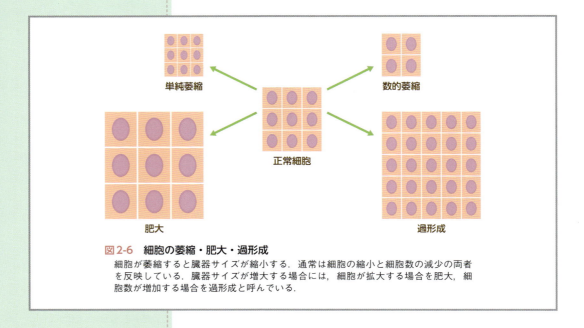

図2-6 細胞の萎縮・肥大・過形成
細胞が萎縮すると臓器サイズが縮小する．通常は細胞の縮小と細胞数の減少の両者を反映している．臓器サイズが増大する場合には，細胞が拡大する場合を肥大，細胞数が増加する場合を過形成と呼んでいる．

迫萎縮（長期間の尿閉に伴う水腎症や圧迫による褥瘡など），神経原性萎縮（筋萎縮性側索硬化症など），内分泌性萎縮（ステロイドの長期服用による副腎皮質の萎縮など）がある．使わない身体機能があると，細胞が萎縮してエネルギーの無駄をなくしていると考えられることから，適応反応の一つと考えられている．

❷ 肥大

萎縮の反対で，細胞容積が増加するような反応を肥大と呼んでいる．高血圧症の際にみられる心肥大がその代表例である．心筋や骨格筋は増殖能を欠くため，細胞数の増加はみられず，細胞の拡大によって組織の肥大がみられる．心筋細胞の肥大によって，心筋の収縮力を上げて，高血圧症で増大している血管抵抗に逆らって血液を送ろうとする適応反応と考えられる．このような肥大を作業性肥大と呼ぶ．ほかに，筋力トレーニングによって起こる筋肉の生理的肥大や片側の腎臓摘出後に残された側の腎臓の代償性肥大などがある．

❸ 過形成

組織や臓器の容積が増大する場合には，細胞数が増加することもあり，これを過形成と呼ぶ．この反応も，可逆的細胞傷害に分類するよりも，適応反応に分類すべき反応である．前立腺肥大症は，実は前立腺細胞の肥大ではなく，過形成によって前立腺が肥大している．本来は加齢に伴う前立腺細胞の機能低下を細胞の増

加によって補おうとする適応反応と考えられるが，結果的には尿道を圧迫することになって排尿困難などの症状をもたらしている．

4. 可逆性細胞傷害―変性と化生

❶ 変性

細胞傷害によって細胞の代謝機能が低下し，細胞内に異常な物質の蓄積が起こることを**変性**と呼び，可逆的な変化とされている．細胞は古くなったタンパクなどを新しいものと取り替える代謝を常に行っている．しかし，細胞が傷害を受けると，代謝がうまくいかないために細胞内に脂肪やタンパク，糖質などが蓄積することになる．変性には以下のような変化がある．

　ⓐ **細胞内水分の増加（細胞水腫）**　酸素欠乏や中毒などで細胞膜のイオン輸送タンパクの機能が障害され，水やナトリウムイオンが細胞内に流入することによって起こる．細胞内に水分貯留による空胞が出現し，細胞質が増大した形態を示す．

　ⓑ **脂肪沈着**　酸素欠乏やアルコールの大量摂取などで，細胞質内に中性脂肪滴が多数出現した状態である．ミトコンドリアにおけるエネルギー代謝の阻害が原因で，脂肪の代謝異常により起こる．

　ⓒ **石灰化**　生体内のカルシウムはその大部分が骨に存在するが，一部は血液中や細胞内にも存在しており，その比率は骨：血液：細胞＝1億：1万：1の割合で維持されている．骨と血液中のカルシウムは**副甲状腺ホルモン**とビタミンDによって調節されている．副甲状腺ホルモンは骨吸収を増加させて，また，ビタミンDは腸管からのカルシウムの吸収を増加させることで血液中のカルシウム濃度を上昇させる．血液中のカルシウム濃度が高くなると，腎や肺にカルシウムが沈着しやすくなる．このカルシウム沈着を**転移性**（異所性）**石灰化**と呼んでいる．一方，血液中のカルシウム濃度が高くなくても，損傷を受けた部位などにカルシウムが沈着することがある．これを**異栄養性石灰化**と呼んでいる．

　カルシウムが管腔内に沈着すると，**尿路結石**などの結石症を生じる．尿路結石症は尿が酸性に傾いたり，尿中に排泄されるカルシウムの量が増加したり，尿流のうっ滞（流れが悪くなる）などが尿路結石形成の促進因子として働いている．一方，**胆石症**はカルシウムとは無関係で，白～黄色いコレステロール結石と褐色～黒いビリルビン結石がある．

細胞の構造と細胞傷害

副甲状腺ホルモン
甲状腺に隣り合って存在する副甲状腺から分泌されるホルモンである．骨から血液へのカルシウムの供給を増加させる作用を持つ．

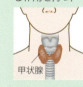

ビタミンD
ヒトではビタミンDが重要な働きをしている．ビタミンDは食品として吸収されるだけではなく，紫外線にあたると皮膚で合成される．作用は腸管からのカルシウムの吸収増加，尿中への排泄抑制，骨から血中へのカルシウム放出を亢進させて，血中カルシウムを増加させる．

尿路結石
腎杯から外尿道口に至る管腔内（尿路）に存在する石のことを指す．下図は尿管に詰まったカルシウム結石の実物大である．

第2章 細胞の異常――病気の本態

変性以外にも可逆的な細胞傷害として次の化生があげられる．

❷ 化生

一度分化した細胞が，再生過程で別の分化した細胞に変化することを化生と呼ぶ．たとえば，慢性気管支炎によって気道粘膜の線毛上皮細胞が脱落し，再生を繰り返すうちに，扁平上皮細胞に置き換わることがある．これは，上皮細胞が環境に適応して変化したもので，化生の代表例とされる．

5. 不可逆性細胞傷害――細胞死

血管の突然の閉塞によって，その先の心筋組織や脳組織の一部が細胞傷害を受けて死滅するが，その病理学的な組織像を壊死（細胞集団としての組織の死）と呼んでいる．心筋組織の虚血による壊死は，細胞のタンパクが変性凝固し，核も消失して細胞内が好酸性の物質で占められ，組織が硬くなることから，凝固壊死と呼ばれている．一方，脳組織の虚血による壊死は，自己融解によって液状化するため，融解壊死と呼ばれている．以前は，こうした組織の壊死の原因となる個々の細胞死をネクローシス（壊死）と呼び，細胞死の唯一のメカニズムと考えられてきた．しかしながら，1972年にアポトーシスという細胞死メカニズムが提唱されて以来，生体内で観察される多くの細胞の死は，主にネクローシスとアポトーシスという2つのタイプの細胞死によると考えられるようになった．

たとえば，ヘリコバクター・ピロリ菌の感染によって胃粘膜を覆う粘液層が破綻し，胃酸によって胃粘膜細胞が直接破壊されるといった物理的傷害による細胞の死，ウイルス感染細胞における細胞膜の破綻といった感染性傷害による細胞の死などの偶発的な細胞の死（外的要因による他殺）をネクローシスと呼んでいる．

一方，骨髄由来の血液細胞や消化管粘膜細胞のそれぞれには固有の寿命があり（たとえば，赤血球では約120日，好中球では約半日），老化した細胞は役目を終えて死に至る．また，不要になった細胞も自ら死んでいく（たとえば，オタマジャクシからカエルへ変態する際には不要になった尻尾が消失する）．このように，寿命による細胞死や不要で邪魔になった細胞死は，生体をよりよい状態に保つために積極的に引き起こされる．このような細胞死は，管理・調節された細胞の自殺と考えられ，プログラムされた細胞死，アポトーシスと呼ばれている．

分化
細胞が何かしらの特殊な役割を身につけることを指す．たとえば，皮膚になる細胞はそれに見合った機能や形態を持つことになり，細胞が皮膚細胞に分化したことになる．一方，特殊な役割をまだ持っていない細胞の状態を未分化と呼び，いずれ分化していくことになる．

線毛上皮細胞
上皮細胞のうち，細胞の表面に線毛を持っている細胞を指す．気管や卵管の上皮細胞など．

扁平上皮細胞
上皮細胞のうち，潰れたように平べったい形をしている細胞を指す．皮膚の上皮細胞や血管の内皮細胞など．

ヘリコバクター・ピロリ菌
ヘリコは「回旋する」という意味，バクターはバクテリアの略，ピロリは胃の出口である幽門部（pylorus）からきている．嫌気性菌で粘液内に生息している．胃炎や胃・十二指腸潰瘍，胃がんの原因とされている．体長は約3μmで，数本のべん毛を持ち，胃のなかを移動する．

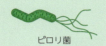
ピロリ菌

好中球
5種類ある白血球の一つで，中性色素に染まる顆粒を持つことから好中球と呼ばれる．白血球には，ほかに好塩基球，好酸球，単球，リンパ球がある（p.160参照）．

アポトーシスとネクローシスには，**表2-1**と**図2-7**に示したようにいくつかの大きな違いがある．第1の違いは，死の過程が能動的か受動的かという違いである．アポトーシスの場合には，エネルギーを使ってでも死のシグナルを伝えて，死の実行部隊を活性化させ死を能動的にもたらす．一方，ネクローシスの場合には，酸などによって細胞膜の破綻がもたらされて，受動的に殺される．第2の違いは，細胞死によって周囲に悪影響を及ぼすかどうかである．アポトーシスでは，アポトーシス小体に細かく裁断されて，細胞内の酵素などが細胞外へばらまかれることもなく，マクロ

表2-1 アポトーシスとネクローシスの相違

	アポトーシス	ネクローシス
概念	能動的 生理的死，病的死 遺伝子に支配された死	受動的 病的死 遺伝子に支配されない死
要因	生理的 病的：放射線，ホルモン異常，抗癌薬など	外来性の強い刺激（虚血，毒物など）
発現状態	散発的，徐々に	細胞群，一斉に
細胞	縮小 断片化（アポトーシス小体）	膨化 細胞内小器官の膨化，膜の破綻
核	断片化	膨化，融解
炎症反応	なし	あり

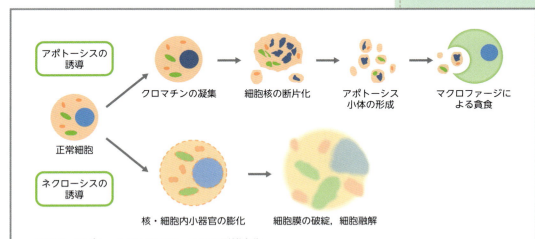

図2-7 アポトーシスとネクローシスの形態変化
アポトーシスメカニズムがスタートすると，まず核内のクロマチンの凝集が起こり，ついで核の断片化が起こる．続いてアポトーシス小体に断片化されて，マクロファージによって処理される．
ネクローシスメカニズムがスタートすると，膜構造の破綻によって，核・細胞内小器官が膨化する．最終的には，細胞全体が膨化し，細胞膜が破綻する．

> **マクロファージ**
> 白血球のなかの単球が血管外に滲出して分化した細胞で，細菌などの外来性の異物や生体内の老廃物を貪食する大型の細胞である．

ファージによって素早く処理される．一方，ネクローシスは，細胞内の加水分解酵素などが細胞外の周囲にばらまかれるため，周囲の細胞の破壊などの重大な影響をもたらす．第3の違いは，アポトーシスによる細胞死が，老化した細胞の排除のような生理的な細胞死の際にみられる死に方であるのに対して，ネクローシスによる細胞死は，外的な傷害因子によって起こる予期していなかった細胞死の際にみられる死に方である．外的な傷害因子のなかでも，虚血などの強い刺激ではネクローシス（壊死）が多いが，放射線や化学療法などの癌治療においてはアポトーシスによる場合が多い．また，同じ原因による細胞死でも，ネクローシスとアポトーシスの2つのメカニズムで起こる場合もある．たとえば，放射線傷害による細胞死は，被曝放射線量が高い場合にはネクローシスで細胞死が起こるが，放射線量が低い場合には，放射線によるDNA損傷の結果，アポトーシスで細胞死が起こることが知られている．同様に多量の抗癌薬にさらされると，ネクローシスで細胞死するが，通常量の抗癌薬の場合には，アポトーシスで細胞死が起こる．

B 正常細胞の新陳代謝（古いものが新しいものに入れ替わること）— 恒常性の維持

1. 昨日のあなたと今日のあなたは同じか？

　ヒトの体は，昨日も今日もほとんど変化がないようにみえる．1日で体が大きくなるわけでもないし，顔の形が変わるわけでもない．しかしながら，昨日と全く同じ体かというとけっしてそうではない．風呂に入って皮膚をこすれば垢が落ちるし，消化管の粘膜でも老化した細胞が落ちていく．血液細胞には寿命があり，赤血球の寿命は約120日，血小板の寿命は約10～30日，白血球のうち好中球は半日程度といわれている．その結果，血液細胞は1日に約1,000億個（約100g）の細胞が老化して死に至る．ヒトの体細胞全体では，約3,000億個（約300g）の細胞が毎日死んでいるといわれる．死んだ細胞の代わりが誕生しなければ，ヒトはいずれなくなってしまう．そこで，毎日約3,000億個の細胞が誕生して，死んでいく細胞の穴埋めをしている．その意味では，ヒトは昨日と今日では少なくとも細胞3,000億個分違っているといえる．このように老化した細胞が死に，新しい細胞が誕生することを細

胞の新陳代謝と呼んでおり，この新陳代謝がなければヒトは生き続けることができない．

2. 細胞の老化

　超高齢社会を迎えて，老化に注目が集まっており，老化に伴って出現してくる老眼や認知機能の低下などを何とか予防できないかという「アンチ・エイジング（抗加齢）」という考え方に関心が集まっている．生物学的には生殖可能な年齢を過ぎると死んでしまう動物が多く，たとえばサケ（鮭）は排卵・射精すると間もなく死んでしまう．高齢化に伴う臓器の機能低下に悩むといった時間的余裕もなく死んでしまうのが生物本来の姿なのかもしれない．ヒトのように生殖可能年齢（15〜50歳）を過ぎても20〜30年も生きていることが例外的と考えたほうがよいのだろう．ただ，こうした個体の老化という複雑な現象とは別に，前述したように細胞の老化という現象があり，老化というものは2つのレベル（細胞レベルと個体レベル）に分けて考える必要がある．ここでは細胞レベルでの老化に限定して説明する．

　われわれがつくり出したさまざまな機械には寿命がある．買った新車も10年も経つと，しだいにエンジンなどの調子が悪くなり，いつかは動かなくなってしまう．同様にヒトの体を構成している細胞でも，古くなったタンパクを新しいタンパクに交換して何とか寿命が尽きるまで生きながらえるが，いずれは老化して死んでしまう．細胞が老化するメカニズムとしては，古くから2つの仮説が提唱されてきている．一つは，細胞分裂の際に生じるエラーや外界からのストレスにより誘導されるDNAの損害の蓄積のために起こるとする仮説（エラー仮説）である．もう一つは，受精卵から体細胞へと分化したときに作動する遺伝的プログラムによって運命的に決められているとする仮説（遺伝的プログラム仮説）である．現在のところは，両方ともに老化の一因になっているとする考え方が提唱されている．

❶ ヘイフリック限界

　1961年，正常の細胞に寿命があることが，レオナルド・ヘイフリックによって世界で初めて証明された．それまでは，アレクシス・カレルが唱えた「普通の細胞は不死である」という説が一般的に信じられていた．しかし，ヘイフリックは，胎児の線維芽細胞を培養したところ，50数回分裂したところで老化した

レオナルド・ヘイフリック
Leonard Hayflic (1928-), アメリカの解剖学者．

アレクシス・カレル
Alexis Carrel (1873-1944), フランスの解剖学者であり外科医．

第2章 細胞の異常—病気の本態

細胞のように不可逆的な細胞増殖停止状態に入り，その後細胞死することを見出した．その後，さまざまな臓器から得られた細胞を培養するとその臓器に固有な分裂回数で増殖を停止すること，年齢の高いヒトからの細胞は分裂可能回数が少ないことなどが証明され，正常の細胞には寿命のあることが明確に示された．これらの事実が意味することは，正常細胞は最終的には老化して死に至るということである．

❷ テロメアの短縮

細胞の寿命を決めるメカニズムとして，染色体の末端に存在する"TTAGGG"の繰り返し配列であるテロメアが注目されている．テロメアは染色体の末端を守る構造で，分裂のたびに短くなっていく．一定程度の長さまで短くなると，分裂がストップすることから，寿命を決める時計として働いていると考えられるようになった（図2-8）．しかし，無限に増殖できる癌細胞は，テロメアを付加してテロメアを伸長できるテロメラーゼという酵素活性を持っていることが明らかにされ，テロメアの短縮が分裂回数の制限にかかわっていることが確認された．このテロメアの短縮こそ，受精卵から体細胞への分化時に作動する遺伝的プログラムそのものと考えられており，遺伝的プログラム仮説が正しいとする根拠となっている．

> **TTAGGG**
> T（チミン）T（チミン）A（アデニン）G（グアニン）G（グアニン）G（グアニン）の6塩基配列を指す．

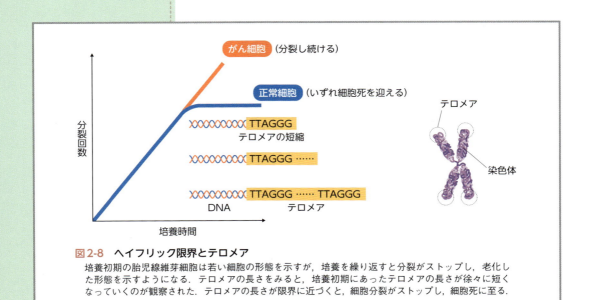

図2-8 ヘイフリック限界とテロメア
培養初期の胎児線維芽細胞は若い細胞の形態を示すが，培養を繰り返すと分裂がストップし，老化した形態を示すようになる．テロメアの長さをみると，培養初期にあったテロメアの長さが徐々に短くなっていくのが観察された．テロメアの長さが限界に近づくと，細胞分裂がストップし，細胞死に至る．

❸ 老化した細胞の死

細胞は老化に伴って死に至るが，前述したようにアポトーシスによって実行される．老化した細胞では，DNA損傷や古くなった機能しないタンパクの蓄積などのために，機能不全となってアポトーシスのメカニズムがオンになり，不要で邪魔になった細胞として排除される．この細胞死に至る老化のメカニズムとしてのDNA損傷などの蓄積こそ，エラー仮説が正しいとする根拠となっている．

3. 新しく生まれる細胞の供給源──幹細胞

毎日3,000億個（約300g）もの新しいヒト体細胞が生み出されるメカニズムとはどのようになっているのだろうか？　このような膨大な数の細胞が生み出される過程は，1個の受精卵から胎児がつくられる様子を想像させる．図2-9-Aに示したようにわれわれの体は，もとをたどれば1個の受精卵に行き着く．つまり，1個の受精卵から各種の臓器が生み出されている．同時に次の世代を生み出す卵細胞や精子が生体内につくられる．そして，この卵子と精子から次の世代の体をつくる受精卵が形成される．このように受精卵は，すべての細胞へ分化する能力（**多分化能**）を備え，しかも受精卵のもとになるような卵細胞を自己複製できる能力（**自己複製能**）を保持しており，生体の大本という意味で**全能性幹細胞**と呼ばれている．また，一定の寿命を持った細胞から構成される臓器の集合体としての生体は，全体としても一定の寿命を持たざるを得ず，次の世代を生み出すために全能性幹細胞と呼ばれる**生殖細胞**を用意している．

では，一定の寿命を持った細胞で構成される各臓器はどのように維持されているのだろうか？　一定の寿命とはいえ，約80年の間一定の細胞数を維持しなければならない．生体の臓器のなかでも造血組織や腸管では，古くなった細胞が激しい勢いで新しく誕生した細胞に置き換えられている．これらの臓器においては，**組織幹細胞**と呼ばれる増殖のもとになる細胞が存在していると考えられている．この組織幹細胞，たとえば骨髄の造血幹細胞が，毎日失われる白血球や赤血球，血小板の代わりを埋めるべく，約1,000億個もの細胞を生み出している（図2-9-B）．大腸の粘膜細胞も同様に組織幹細胞によって新しく生み出される粘膜細胞に置き換わって維持されている．こうした全能性幹細胞や組織幹細胞の

多分化能
たとえば，1つの受精卵から心臓や肺，胃，小腸，大腸，肝臓，腎臓などあらゆる細胞に分化して，ヒトが形成されてくる．また，造血幹細胞は白血球や赤血球，血小板のすべての細胞を生み出す．このようにさまざまな細胞に分化する能力を多分化能と呼ぶ．

自己複製能
多分化能を持つ幹細胞が1個から2個へ分裂する際に，より分化した細胞を2個生み出すのではなく，組織を維持するために，最初の細胞と同じ能力を持った細胞を1個用意しておくほうが都合がよく，1個の多分化能を持つ細胞（もとの細胞と同じ）と1個のより分化した細胞の2個に分裂する．このように自己と同じ細胞を複製する能力のことを自己複製能と呼ぶ．

全能性幹細胞
幹細胞のなかで最も幼若な細胞で，体全体のすべての臓器の細胞にもなり得る細胞である．受精卵がまさにこれにあたる．

組織幹細胞
骨髄や肝臓などに存在する未成熟で未分化な細胞である．この細胞の増殖と分化によって老化した細胞の損失が穴埋めされる．

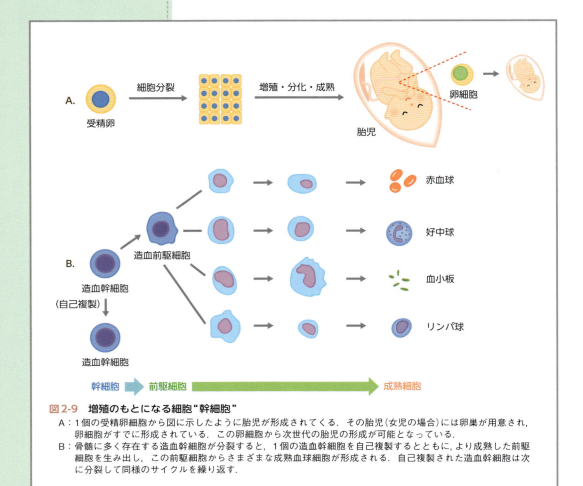

図 2-9　増殖のもとになる細胞 "幹細胞"
A：1個の受精卵細胞から図に示したように胎児が形成されてくる．その胎児（女児の場合）には卵巣が用意され，卵細胞がすでに形成されている．この卵細胞から次世代の胎児の形成が可能となっている．
B：骨髄に多く存在する造血幹細胞が分裂すると，1個の造血幹細胞を自己複製するとともに，より成熟した前駆細胞を生み出し，この前駆細胞からさまざまな成熟血球細胞が形成される．自己複製された造血幹細胞は次に分裂して同様のサイクルを繰り返す．

■ **再生医療**
けがや病気で機能不全となった組織や臓器を自分自身の細胞を用いてもとどおりの形態や機能に戻す最先端の医療を指す．トカゲは，尻尾を切断しても再生してくる．ヒトでこのような再生をもたらすためには，幹細胞などを使った再生医療の方法を確立しなければならない．現在までに，iPS細胞や骨髄の間葉系幹細胞を用いた再生医療が臨床研究として試みられている．

■ **上皮増殖因子**
上皮（表皮や粘膜）の細胞の増殖を刺激する機能を持つタンパク．上皮成長因子とも呼ぶ．

存在が，近未来に可能になると考えられている再生医療■の根拠となっているのである．

4．細胞の増殖

　骨髄や粘膜組織では，失われる老化した細胞の代わりに新しい細胞が誕生しているが，細胞の増殖はどのように調節されているのだろうか？　失われる細胞数と同じ数だけの細胞増殖が刺激されるが，そのメカニズムはどうなっているのだろうか？
　1962年，スタンリー・コーエンによる上皮増殖因子■の発見以来，数多くの増殖因子（成長因子）が発見され，多くの正常細胞の細胞増殖がこれらの増殖因子によって刺激されていることがわかってきた．正常細胞は，増殖因子が存在しない場合は，眠った

ような状態で増殖を停止しているが，いったん増殖因子が加わると，細胞増殖をスタートし，増殖因子がなくなるまで増殖を続ける．この増殖因子の産生される量によって細胞の増殖する数が制御され，失われる細胞数と新しく誕生する細胞数が同じになるよう調整されている．そのおかげで細胞数が一定に保持されて，**恒常性（ホメオスタシス）**■を保つことが可能となっている．図2-10に正常細胞の増殖機構のモデルを示した．① 老化や傷害された細胞が死に，細胞数が減少すると，② 増殖因子の産生が刺激される．③ 増殖因子は，細胞表面に存在する**増殖因子受容体**■に結合して細胞の増殖を促す．④ ついで，失われた細胞が補充されると，増殖因子の産生が抑制されて細胞増殖がストップし，細胞数が一定に保たれる．増殖因子受容体は，ある種の特定の細胞にだけ存在しており，増殖因子はすべての細胞の増殖を刺激するわけではない．たとえば上皮増殖因子は，上皮細胞や内皮細胞の細胞膜に発現している上皮増殖因子受容体に結合して上皮細胞や内皮細胞の増殖を刺激する．**血管内皮細胞増殖因子**■は血管内皮細胞の細胞膜上に発現している血管内皮細胞増殖因子受容体に結合して血管内皮細胞の増殖を刺激する．また，組織障害などで一部の細胞が傷害されていると，これらの細胞に対する選択性を持った増殖因子がいくつか組み合わせて産生され，組織傷害部位の再生が図られる．

■ **恒常性（ホメオスタシス）**
生体がその置かれているさまざまな環境の変化に応じて，その形態的，機能的状態をある一定の安定した状態に保っていること．

■ **増殖因子受容体**
細胞膜上に存在しており，増殖因子と高い親和性を持って結合し，増殖因子の増殖刺激作用を細胞内へ伝える働きをしている．成長因子受容体とも呼ぶ．

■ **血管内皮細胞増殖因子**
血管新生や血管内皮細胞の増殖を刺激する因子で，低酸素誘導因子によって誘導される．血管内皮細胞成長因子とも呼ぶ．

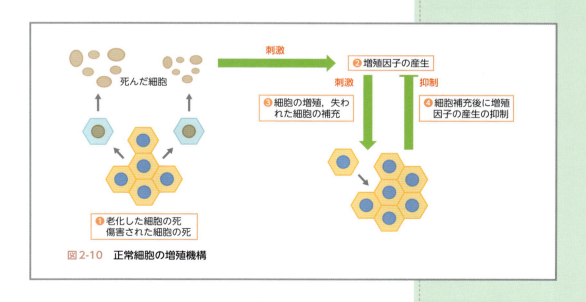

図2-10　正常細胞の増殖機構

C 再生と修復

1. 再生と化生

　組織が何らかの原因で欠損したときに，なくなった組織をもとどおりに戻そうとすることを**再生**と呼ぶ．前述した造血組織や皮膚組織，消化管粘膜などで起こっている新陳代謝は，まさにこの再生であり，**生理的再生**と呼ばれる．生理的再生の場合には完全に組織は再生されるが，病的状態下での組織の欠損は完全には再生されず，**不完全再生**となることが多い．指を軽く傷つけたとしても，時間がたてば傷は閉じていずれきれいに修復される．手術で切開した傷でも，抜糸後には再び開かないように修復されて癒合している．ただし，切開の大きさによっては傷跡は一部が引きつれたように変形して癒合する．十二指腸に潰瘍ができて，その後治癒する過程においては，潰瘍部分が変形して通過障害となることもある（**図2-11**）．これらは，傷や潰瘍の再生が不完全なために変形が起こっているのである．こうした再生・修復機構には限界があり，たとえば，心筋梗塞で壊死した組織が，再度心筋細胞で置き換えられることはない．トカゲでは可能な切断された尻尾の再生のように，切断された手足がもとどおりに再生・修復してくることもない．トカゲに可能なことがヒトではなぜできない

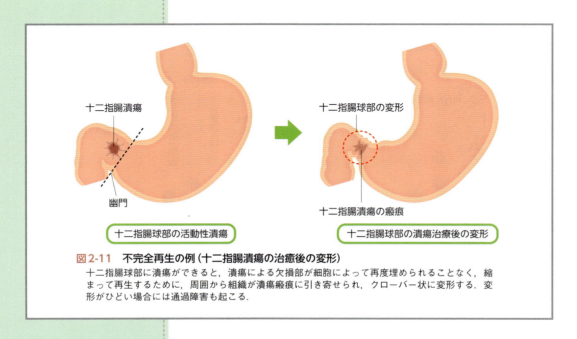

図2-11 不完全再生の例（十二指腸潰瘍の治癒後の変形）
十二指腸球部に潰瘍ができると，潰瘍による欠損部が細胞によって再度埋められることなく，縮まって再生するために，周囲から組織が潰瘍瘢痕に引き寄せられ，クローバー状に変形する．変形がひどい場合には通過障害も起こる．

のだろうか？

　再生能力の強弱が何によって決められているのかは明らかではないが，再生する能力は，ヒトのような高等動物よりも下等動物のほうが高い．再生能力の差は，組織や臓器の違いにも認められ，組織の分化度が高いほど再生能力が低く，分化度の低い組織ほど再生能力が高い．ヒトの組織は再生能力の差によって，次のように3つに分類される．

　① 再生しない組織：中枢神経，眼のレンズ（水晶体），心筋など．
　② 再生能力の低い組織：骨格筋（横紋筋），平滑筋（心臓を除く内臓諸器官や血管壁など），腺上皮（腺管部の実質細胞：汗腺など）など
　③ 再生能力の高い組織：結合組織，神経膠細胞，末梢神経，血液，表皮，粘膜上皮など．

　すでに解説したような病的な細胞傷害に伴う組織の欠損を再生する過程で，本来の分化とは異なる分化を示す細胞に変化することを**化生**と呼ぶ．子宮頸部円柱上皮や気管支の線毛上皮が扁平上皮に変化する**扁平上皮化生**や，慢性胃炎において胃の腺上皮が腸の腺上皮に変化する**腸上皮化生**などが知られている．

2. 創傷と修復機構

　外傷による組織の欠損を**創傷**と呼んでいる．創傷ができると生体はすぐに反応して，図2-12に示したように傷の修復を図る．傷ができると傷のなかで血液が凝固して止血を行う．凝固した血液中には細菌などが付着しており，血小板や傷害された組織からさまざまな増殖因子やヒスタミンなどの血管作動性物質が放出され，創傷部位付近の毛細血管の壁がゆるくなり，血管内成分が漏れてくる．血管内成分のなかの細胞成分として，好中球が創傷部に集まってくる．しだいにマクロファージも集まってきて，好中球で処理しきれなかった細菌を貪食していく．同時にマクロファージはさまざまな増殖因子を分泌して，線維芽細胞の増殖やコラーゲンの産生などを促し，さらに血管新生を促して肉芽組織の形成が誘導される．傷の表面は体液が乾燥してかさぶたとなり，かさぶたの下で皮膚の再生が進む．

　創傷の治癒過程は，一次創傷治癒と二次創傷治癒に分けられる．手術の切開創のように組織の欠損部分が小さく，創の縁が近接していて，感染などがない場合には，速やかに傷は修復し，大きな

再生と修復

ヒスタミン
生体内ではエネルギーに関係している活性アミンで，神経系では神経伝達物質としても働いている．血管透過性亢進をもたらす．

線維芽細胞
結合組織を構成する中心的細胞である．普段は細胞外タンパクであるコラーゲンなどを産生し，結合組織の柔軟な構造を保つ働きをしている．結合組織に損傷が起こると，分裂してその数を増やし，コラーゲン産生量を増加させ，組織の修復を行う．

コラーゲン
真皮，靱帯，腱，軟骨などを構成するタンパクの一つで，細胞間の間隙を埋めるタンパクの主な成分である．

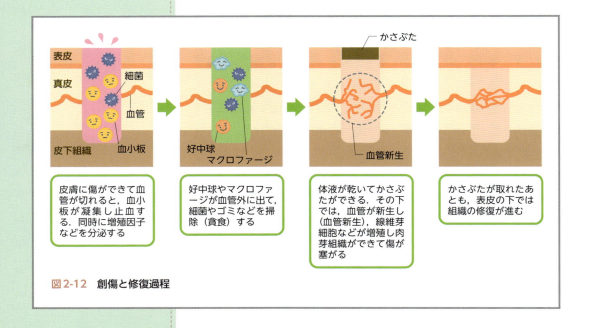

図2-12　創傷と修復過程

傷跡（瘢痕）を残すことは少ない（**一次創傷治癒**）．一方で，事故外傷などにより，組織の欠損部分が大きく，創の縁が近接していない場合や，傷口に感染が併発した場合には，修復に時間がかかり，欠損部分に形成される肉芽組織の量も多くなり，治癒後も大きな瘢痕が残ったり，ケロイド■を形成することもある（**二次創傷治癒**）．

D ヒトの体の多層構造

1. ヒトの体──多様な細胞から構成される多細胞生物

　ヒトの体は約60兆個の細胞からできている．これは，けっしてヒトの体の細胞をばらばらにして数えたわけではない．ヒトの体細胞を1億個/mLに調整した細胞浮遊液を10mL遠心分離■すると10億個の細胞が沈殿する．そして，その重さを量ると1gあったので，60kgのヒトは60兆個の細胞からできていると計算されたわけである．しかし，ヒトは同じ種類の60兆個の細胞から構成されているのではない．胃酸や胃液を分泌する胃の粘膜細胞やアルブミンを合成する肝細胞のように，ある特殊な機能だけを持った機能分化■した数多くの種類の細胞から構成されている．ヒトの体は，さまざまに機能分化した細胞からなる多くの臓器の

■ケロイド
皮膚の創傷や火傷のあとにできる瘢痕が異常に増殖して隆起したもの．

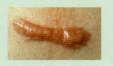

■遠心分離
血液などを試験管に入れて高速回転させると比重の重いものが早く沈下する．このように比重の違いによって混ざっているものを分離すること．

■機能分化
たとえば，受精卵という1個の細胞から，胃粘膜細胞，肝細胞，神経細胞といったように，ある特定の機能を持った細胞に分化することを機能分化と呼ぶ．機能分化した細胞は，もとの未分化な細胞に戻ったり，別の種類の細胞に変換することはない．

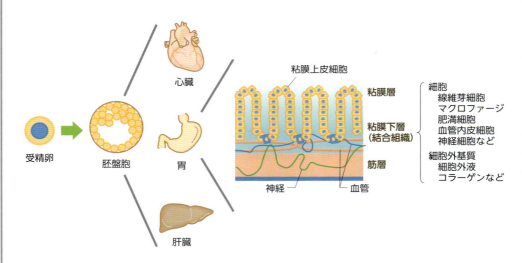

図2-13 ヒトの体の多層構造
受精卵から分裂を繰り返し胚盤胞が形成される．ここまではほぼ均一な細胞の集団であるが，このあとでさまざまな臓器に分化する細胞集団が生まれ，心臓，胃，肝臓などの臓器が形成され，ヒトの体を構成する．たとえば胃においては，胃の粘膜上皮細胞が最も胃の内腔にある．上皮細胞は粘液や胃酸などを分泌する重要な働きをしている．これらの上皮細胞は，その下層にある結合組織によって構造的に支えられており，また毛細血管によって栄養や酸素を供給してもらっている．結合組織内には神経組織もあり，胃の自動的な運動などが調節されている．また結合組織には，細胞間隙を埋めるように細胞外にコラーゲンなどが存在し，結合組織の柔軟性を保つ働きをしている．

集合体であることをまず理解する必要がある（図2-13）．「生きる」とは，さまざまな臓器が協力しながら動くことを可能にし，ものを食べて栄養を吸収することを可能にし，脳で物事を考えることを可能にして，精神的にも肉体的にも健康な社会生活を送ることと考えられる．これらの複雑で重層的な生活を可能にするためには，脳があるだけでは不可能であり，心臓があるだけでも不可能である．それぞれの臓器が，臓器特有の機能を果たして協力しあうことが絶対に必要である．

ヒトの体の細胞にとって必要なエネルギーを産生するためには，栄養と酸素が必要であり，栄養の供給のためには消化器で栄養を吸収する必要がある．さらに酸素を供給するためには，肺で酸素を取り入れる必要がある．さらに酸素と栄養を全身に運ぶためには，心臓と全身の血管と血管内を流れる血液が必要になる．このように各種臓器が有効に働くためには，たとえば胃においては胃の粘膜上皮細胞が単独で存在するだけでは不十分である．もちろん胃の働きは食物を消化することにあり，胃酸の分泌やタンパク分解酵素の分泌が重要な働きとなり，粘膜上皮細胞が最も重

■ 消化器
口に始まり，食道，胃，十二指腸，小腸，大腸，肛門へとつながる消化管と肝臓，胆嚢，膵臓を含む食物を消化吸収するための一連の臓器を総称して消化器と呼ぶ．

要な働きをしている．しかし，粘膜上皮細胞に栄養を送るための血管も必要になるし，粘膜上皮細胞を構造的に支える組織も必要になる．そのために粘膜細胞の下層には結合組織と呼ばれる組織が存在する．結合組織には，線維芽細胞，マクロファージ，肥満細胞（p.132参照）といった多くの細胞や，血液を供給するための毛細血管が存在し，細胞間隙には，細胞外液やコラーゲンなどのタンパク成分が存在している．また，胃を動かすために結合組織の下層には筋肉組織が存在する．臓器を動かし，臓器の状態を認知するための神経組織も必要となる（図2-13）．

肝臓や脳などの一部の実質臓器■を除く，消化管，下気道（気管，気管支，肺胞），膀胱，心臓などでは，上皮組織，結合組織，筋組織，神経組織から構成されており，臓器特異的な機能を持つ上皮組織を除けば臓器全体に共通している．

2．多様な臓器の存在──多様な病気

ヒトの体内には多様な機能を持った多種類の細胞から構成されている臓器が多く存在することが，ヒトの病気の多様性と関係している．たとえば肝炎ウイルスをみると，A型肝炎ウイルス■であれば消化管から侵入し，B型肝炎ウイルス■やC型肝炎ウイルス■であれば，血管内に侵入する．このように，肝炎ウイルスの侵入経路は違っても，いずれも最終的には肝細胞内に侵入して肝炎を引き起こす．侵入経路の消化管の粘膜細胞には感染しないし，血液から入ったウイルスが心筋細胞や腎臓の細胞に感染することもない．C型肝炎ウイルスの場合には肝細胞表面のヘパラン硫酸プロテオグリカン■などが受容体として働いて，肝細胞内への侵入を助けている．肝細胞内に侵入したウイルスは，肝細胞内で増殖し，周囲の肝細胞に感染を拡大していく．その後，免疫応答が活性化すると，感染した肝細胞を破壊するキラーT細胞が肝組織に集積して肝細胞を破壊し，肝炎を引き起こす（図2-14）．

一方，胃の粘膜細胞からは胃酸と粘液が分泌されており，胃酸と胃粘膜細胞の間に胃粘液が存在するという構造になっている．胃酸は粘液の存在によって胃粘膜細胞に直接接触することはないので胃粘膜細胞に傷がつくことはない．しかし，ヘリコバクター・ピロリ菌の感染があると，粘液が破壊され，胃酸が胃粘膜細胞に直接接触することになる．その結果，胃粘膜細胞が破壊されて，びらん■や潰瘍（p.5参照）が形成されるようになる（図2-14）．こ

■実質臓器
肝臓や腎臓など，その構造が細胞でぎっしりと詰まった臓器で，その中身の性状が充実性の臓器を指す．これに対して，消化管や血管など，管状，袋状の構造を持つ臓器を総称して管腔臓器と呼ぶ．

■A型肝炎ウイルス
**　B型肝炎ウイルス**
第二次世界大戦中に飲食物を介して肝炎になるものと，輸血で肝炎になるものがあることがわかり，ウイルスが経口感染するものをA型，血液を介して感染するものをB型肝炎と区別をしていた．急性肝炎を起こしたのちに治癒する．

■C型肝炎ウイルス
A型でもB型でもなく，血液を介して感染するウイルス性肝炎については，その原因ウイルスの本態がしばらくわからず，非A非B型肝炎ウイルスと呼ばれていた．1989年になって輸血後肝炎の最大の要因であるウイルスとしてC型肝炎ウイルスが発見された．

■ヘパラン硫酸プロテオグリカン
ヘパラン硫酸は動物細胞の表面などに普遍的に存在するムコ多糖の一種で，タンパクと結合したプロテオグリカン（ムコ多糖とタンパクが共有結合した物質の総称）の形で存在する．

■びらん
皮膚や粘膜の上皮細胞が欠損した状態である．損傷が浅く上皮細胞でとどまっているものを指す．

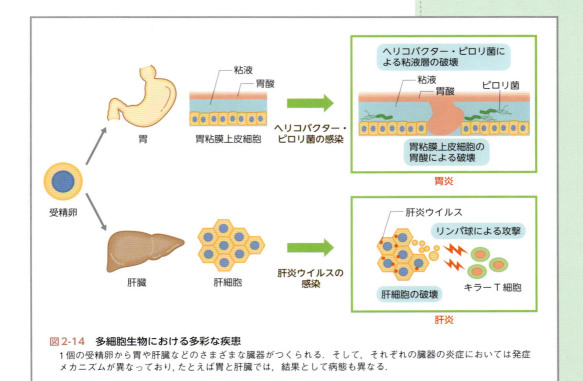

図 2-14　多細胞生物における多彩な疾患
1個の受精卵から胃や肝臓などのさまざまな臓器がつくられる．そして，それぞれの臓器の炎症においては発症メカニズムが異なっており，たとえば胃と肝臓では，結果として病態も異なる．

れが**胃炎**や**胃潰瘍**■であり，炎症という名前がついていても，肝炎とは発症機序も結果も全く異なる病態を形成するようになる．

　このように機能分化した多種類の細胞からさまざまな臓器が形成されて，さまざまな臓器の集合体としてヒトが成立しているため，同じ炎症であっても，臓器によって発症原因も発症メカニズムも異なる．

■ **胃潰瘍**
胃粘膜の上皮組織や粘膜下組織の欠損した状態である．創傷がびらんより深く，上皮細胞の下層にまで拡大しているものを指す．

第 3 章

先天異常

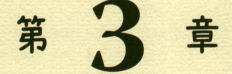

1. 親子が似かよった形質を示す理由が遺伝にあることを理解する
2. 血液型のように1種類の遺伝子によって決まる形質もあれば，皮膚の色のように多種類の遺伝子によって決まる形質があることを理解する
3. 先天異常の多くが原因不明であるが，遺伝子の異常や染色体の異常でも発生することを理解する
4. 染色体の数の異常で発症するダウン症候群やクラインフェルター症候群，ターナー症候群を理解する
5. 常染色体顕性遺伝，常染色体潜性遺伝，X染色体連鎖潜性遺伝（伴性潜性遺伝）の遺伝様式と代表的疾患を理解する
6. 健康な人でも病的な遺伝子を6, 7個は保有していることを理解する

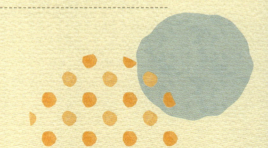

遺伝とは？

1. 形態や生理機能などの特徴は親から子供に受け継がれる？

　授業参観に来る親の顔を見ていると，どの子供の親なのかが何となくわかってしまう．顔形が何となく似かよっているためであるが，なぜ子供は親と似かよってくるのだろうか？

　子供は，母親の卵子に父親の精子が受精し，受精卵となって発生することで，両親の**遺伝情報**を受け継ぐことになる（図3-1）．

　母親と父親，それぞれの体細胞のなかには，44本の**常染色体**と2本の**性染色体**，あわせて**46本**の染色体が存在する．そして，その子供は，母親と父親由来の染色体を半分（常染色体22本＋性染色体1本）ずつ受け継ぐことになる．このことは，両親が卵子や精子などの配偶子をつくる際，**減数分裂**によって染色体の数を半分に減らすことで理解できる．このように，卵子と精子は22本の常染色体と1本の性染色体を持っており，受精することで46本の染色体を持つことになる．また，女性の性染色体は**XX**であり，減数分裂しても卵子の性染色体は必ずX染色体となるが，男性の

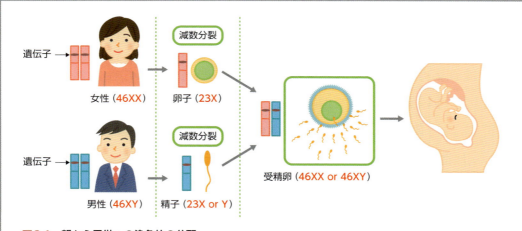

図3-1　親から子供への染色体の分配
　ヒトの体細胞の染色体数は46本（44本の常染色体と2本の性染色体）で，女性は46XX，男性は46XYと表記する．そして，そこには約3万種類の遺伝子が2セット存在する．配偶子は減数分裂によってつくられ，卵子は23X，精子は23Xもしくは23Yとなる．このときは，染色体は半分になり，遺伝子も約3万種類が1セットとなる．そして，卵子に精子が受精すると受精卵となり，染色体数は46本になり，遺伝子も卵子と精子の持つ1セットずつを受け継いで2セットとなる．つまり，受精卵は母親由来の遺伝子1セットと父親由来の遺伝子を1セット受け継ぐことになる．

性染色体はXYであり，精子の性染色体はX染色体のものとY染色体のものに分かれる．卵子がX染色体を持つ精子と受精すると性染色体はXXとなり女児が生まれ，Y染色体を持つ精子と受精すると性染色体はXYとなり男児が生まれる．

　子供が両親から半分ずつの染色体を受け継ぐということは，染色体にあるDNAに含まれる遺伝情報も，母親由来のものと父親由来のものを1セットずつ受け継ぐことになる．そして，どちらかの遺伝子だけが働いてタンパクをつくる場合もあれば，両方の遺伝子が働く場合もある．つまり，母親の遺伝子が働く場合は母親に近づき，両方の遺伝子が働く場合はその中間ということになる．このように，多数の遺伝子の発現の結果，子供は両親のどちらかに似かよった形態などの特徴が現れる．ある部分は母親似になったり，別の部分は父親似になったりする．

2. 形質の遺伝

　皮膚の色や髪の色，血液型などの外見的な特徴や性質を形質と呼び，タンパク合成の設計図である遺伝子によって決定されている．ただし，形質はすべて1つの遺伝子によって決められているわけではなく，たとえば皮膚の色は数個の遺伝子によって決められている．身長，知能，血圧などの量的形質の遺伝においては，多くの遺伝子が相加的に働き，さらに環境要因の影響も加わって形質の発現が決められている．一方，血液型のように形質の発現が特定の遺伝子のみで決定されるものもある（メンデルの法則）．ABO式の血液型を決めるのはABO血液型遺伝子（A型，B型，O型）であり，父親と母親から1個ずつ2つの設計図（対立遺伝子，アレル）をもらっているので，遺伝子型，つまり遺伝子の組み合わせはAA，AO，BB，BO，OO，ABの6タイプになる．AA，BB，OOがそれぞれA型，B型，O型になるのは理解できるだろう．また，ABがAB型になるのも理解できるだろう．それでは，AOやBOはA型やB型になるのか，それともO型になるのかどちらだろう？ AとBはOに対して顕性（優性）であり，AOはA型になり，BOはB型になる．A遺伝子がO遺伝子に対して顕性であるということは，言い換えればO遺伝子がA遺伝子に対して潜性（劣性）であるということである．これはAがOより優れているということではなく，AとOの2つの遺伝子が存在した場合にA遺伝子が形質として現れ，O遺伝子が隠れてしまうということを指してい

量的形質
目の色のように質的に異なる性質ではなく，長さ・重さ・高さ・その他連続量として測定できる遺伝形質を指す．

メンデルの法則
1865年にメンデルがエンドウ豆の交配実験を行い，遺伝に関する以下の根本法則を発見した．
優劣の法則：子供は母親と父親の遺伝子を半分ずつ受け継いでいるが，形質においては，いずれか一方の遺伝子情報が現れる．対立する遺伝子で，形質として現れたほうを顕性（優性），現れなかったほうを潜性（劣性）と呼ぶ．
分離の法則：配偶子（卵子や精子）をつくるときに，たとえば父親の遺伝子がAaの場合，精子の染色体は半分になるため，Aの遺伝子を持つ精子と，aの遺伝子を持つ精子の2つに分かれる（卵子においても同様）．
独立の法則：遺伝子は配偶子への分離に関して，その対立する遺伝子が互いに何の影響も及ぼさないこと．

対立遺伝子（アレル）
ヒトの染色体は1対2本からなり，1本は父親由来の遺伝子，もう1本は母親由来の遺伝子の組み合わせとなり，それぞれを対立遺伝子と呼ぶ．

遺伝子型
遺伝子構成のことであり，2つの対立遺伝子の組み合わせのタイプのことを指す．

> **顕性/潜性**
> 日本遺伝学会による遺伝学用語の改訂で,「優性→顕性」,「劣性→潜性」と表記が変更された.これは,優劣という強い価値観を含んだ語感に縛られ,"劣性"遺伝の持つ悪い印象が深刻という理由である.

るに過ぎない(図3-2).

ヒトの形質で,血液型遺伝子と同様に顕性/潜性によって決められるものがほかにあるだろうか? 目の色が黒色か青色かに関しては,黒色が顕性であるとされている.髪が直毛かくせ毛かに関しては,くせ毛が顕性であるとされている.図3-3に青い目と黒い目の遺伝様式を示した.両親ともに青い目になる遺伝子を1つ持っている場合は,両親ともに黒い目となる.その子供のうち,1/4の確率で青い目になる遺伝子を2つ持つ子供が生まれ,その子供は青い目になる.青い目は,6,000～10,000年前にヨーロッ

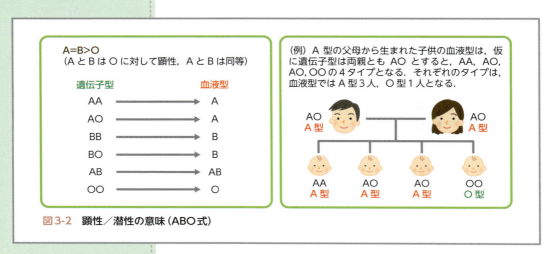

図3-2 顕性／潜性の意味(ABO式)

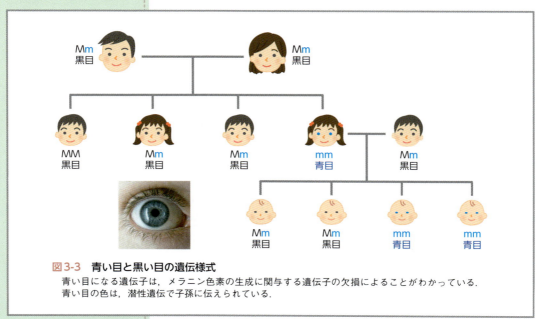

図3-3 青い目と黒い目の遺伝様式
　青い目になる遺伝子は,メラニン色素の生成に関与する遺伝子の欠損によることがわかっている.
　青い目の色は,潜性遺伝で子孫に伝えられている.

パで，メラニン色素の生成に関与する遺伝子を欠損した人が生まれ，その遺伝子が広まったと考えられている．青い目の色は潜性遺伝の様式で遺伝する．

B 先天異常とは？

1. 先天異常の定義

ヒトは生まれつきさまざまな違いを持って生まれてくる．その違いが大多数の平均値から離れて，形態的・機能的に異常と容易に判断されるものを先天異常と呼んでおり，新生児の約2％に認められる（形態的異常は奇形とも呼ぶ）．先天異常には，親から子供に遺伝することで発生するものもあれば，胎児の発生・成長過程で母体を介して環境因子が影響するものもある．しかし，先天異常が親から子供へ必ず遺伝するわけではない．出生前診断といった倫理問題や遺伝子治療などの先端医療が話題となるところでもある．

2. 先天異常の原因

先天異常の原因にはさまざまなものがあるが，その多くは原因不明（60～70％）で，薬剤などの催奇形因子による異常の割合（2～3％）はそれほど多くはない（表3-1）．先天異常の原因のなかで原因不明を除くと，遺伝的に親から子供に伝えられる染色体の異常（5～6％）と遺伝子の異常（15～20％）によるものが多い．ほかに胎児の重要な臓器が形成される器官形成期に母体が感染症に罹ることで起こる先天異常もある（2～3％）．

表3-1　先天異常の原因

遺伝性（メンデル遺伝，多因子遺伝など）	15～20％
染色体性	5～6％
外的因子	5～6％
母体感染症	2～3％
薬剤，環境物質	2～3％
原因不明	60～70％
その他	2～3％

（日本産科婦人科学会）

出生前診断
妊娠9～18週くらいまでに行われる検査で，羊水検査や母親の血液を採血するだけの新しい出生前診断などがある．染色体異常や遺伝子異常などで起こる先天異常を出生前に診断する方法．

遺伝子治療
遺伝子異常によって発症する疾患の治療を目的として，遺伝子または遺伝子を導入した細胞をヒトに移入させる治療方法．

催奇形因子
胎児に奇形を起こさせる因子を指し，風疹ウイルスなどの感染症，各種薬物およびX線などの物理的因子が含まれる．

器官形成期
妊娠4～7週までの胎児の臓器が形成される期間を指し，この時期は催奇形因子に感受性が最も高い．この時期には妊娠を自覚していないことも多い．

> **column**
>
> **受精卵の厳しい運命**
>
> 　精子や卵子を調べると，健常者であってもその10〜20％に染色体異常がみつかる．したがって，どんなカップルでも受精卵の半数近くは染色体異常になる．染色体異常以外にも重い遺伝子異常が突然変異で数多くできるが，これらの障害を持った受精卵の大多数は，図に示したように初期に流産してしまう．その数は受精卵の70％にものぼると考えられている．このごく初期の流産は受精卵が子宮に着床するかどうかの時期に起こるので，生理が少し乱れるだけで，産婦人科医にはもちろん，本人にもわからない．
>
> 　産婦人科医の目に留まる初期流産（妊娠3ヵ月頃まで）は，このごく初期の流産を過ぎてからであるが，それでも検査をすると半数以上に染色体異常や遺伝子異常がみつかる．このような異常を持つ受精卵の大部分は，自然のメカニズムにより流産して，生まれてくることはほとんどない．結果的に，実際に生まれてくる新生児のなかでの染色体異常や遺伝子異常を持つものは1％前後まで減ってしまう．
>
> 　このように，受精卵から子供の誕生に至るまでいかに難しいことかがわかり，困難を乗り越えて誕生する新しい生命の大事さを改めて嚙み締める必要がある．
>
>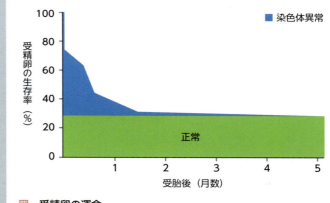
>
> **図　受精卵の運命**
> ヒトの受精卵の70〜80％は，染色体異常や遺伝子異常を持っており，その結果として妊娠後6〜8週に自然流産によって失われる．しかし，染色体異常や遺伝子異常は出生児の1％前後に存在する．

3. 先天異常の分類

　先天異常はその原因によって表3-2のように分類される．遺伝要因（内的要因）によるものと環境要因（外的要因）によるものの2つに分けられ，遺伝要因によるものはさらに染色体異常によるものと遺伝子異常によるものに分けられる．環境要因としては，放射

線や薬剤，環境物質，風疹ウイルスなどの感染，母体の代謝異常などがあげられる．これらの環境要因が，胎児の器官形成期（妊娠4〜7週）に曝露（ばくろ）されると，最終的に胎児に先天異常をもたらす可能性がある．

4. 先天異常の種類

日本における先天異常の発生率は2％前後であり，これまで大きな変動は認められない．主な先天異常の発生頻度は表3-3に示したとおり，最近は心室中隔欠損が最も多く，ついで口唇・口

表3-2　先天異常の分類

遺伝要因 （内的要因）	染色体異常 遺伝子異常（単一遺伝子異常，多因子遺伝異常）
環境要因 （外的要因）	放射線 薬剤（サリドマイド，抗精神病薬など） 環境物質（タバコ，ダイオキシン，農薬など） 感染症（風疹ウイルス，ヘルペスウイルス，トキソプラズマなど） 母体の代謝異常（糖尿病，アルコール中毒など）

表3-3　主な先天異常の発生頻度（2011〜2008年報告データ）
　　　　　（対1万出産比）

	2011	2010	2009	2008
❶心室中隔欠損	42.5	41.1	34.5	29.4
❷口唇・口蓋裂	16.1	16.6	12.9	16.5
❸ダウン症候群	15.4	14.5	11.0	12.8
❹動脈管開存	16.1	16.6	10.5	13.6
❺耳介低位	11.8	9.4	10.1	9.9
❻十二指・小腸閉鎖	8.7	7.8	9.1	6.5
❼水頭症	7.8	7.6	7.4	8.5
❽鎖肛	6.8	5.8	7.3	5.1
❾大動脈縮窄	7.5	7.8	7.0	5.6
❿口唇裂	6.8	4.9	6.9	5.6
⓫ファロー四徴	8.7	7.2	6.9	5.6
⓬心房中隔欠損	15.7	10.6	6.7	6.4
⓭横隔膜ヘルニア	8.4	7.1	6.6	5.4
⓮多指症：母指列	8.1	4.8	6.3	5.5
⓯髄膜瘤	5.6	6.0	6.2	5.4
⓰尿道下裂	5.6	6.5	5.4	5.5
⓱耳介変形	5.6	4.7	5.2	3.8
⓲食道閉鎖	5.6	5.1	4.0	3.5
⓳下顎形成不全・小顎症	5.8	4.9	4.0	3.6
⓴口蓋裂	5.2	8.0	3.9	3.0
㉑臍帯ヘルニア	3.3	4.0	3.5	3.6
㉒腹壁破裂	2.3	2.6	2.5	3.1

（日本産婦人科医会先天異常モニタリングデータ）

■ **心室中隔欠損**
心室中隔に欠損を生じた疾患で，先天異常で最も多い．欠損孔が大きいと心不全や気道感染が起きやすいが，ほとんどは生後1〜3年で自然閉鎖する．以下に病態図を示す．

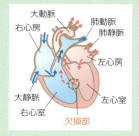

第3章 先天異常

動脈管開存
肺呼吸のない胎生期では，肺動脈幹から下行大動脈を短絡しているが，生後肺呼吸開始後に自然閉鎖する．肺呼吸後も閉鎖しない状態を動脈管開存と呼ぶ．

トリソミー
染色体は2本で対をなしているが，それが1本過剰になることで，染色体が3本になる．これは不完全な染色体の分離によって引き起こされることが多い．逆に染色体が1本しかないものをモノソミーと呼ぶ．21トリソミーは21番の染色体が3本ある先天異常のことであり，ダウン症候群と呼ばれる．

蓋裂，動脈管開存，心房中隔欠損，ダウン症候群（21トリソミー）などが高頻度である．

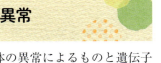

C 遺伝要因による先天異常

遺伝要因による先天異常は，染色体の異常によるものと遺伝子の異常によるものの2つに分けられる．染色体の異常による先天異常は，常染色体の数の異常によるものと性染色体の数の異常によるものの2つに分けられる．遺伝子の異常による先天異常は，遺伝様式から主に常染色体顕性遺伝，常染色体潜性遺伝，X染色体連鎖潜性遺伝（伴性潜性遺伝）の3つに分けられる（表3-4）．

1. 染色体異常による先天異常

❶ 常染色体異常による先天異常

21番染色体のトリソミーによるダウン症候群が，常染色体異常による疾患として最も頻度が高く（図3-4），患児においては精神発達遅滞が認められるほかに，短頭で扁平な顔，目がつりあがり，広い鼻根部，単一手掌屈曲線と呼ばれる手のひらに真一文字

表3-4 遺伝性先天異常

		疾患	原因	頻度（対新生児）1,000人	特徴
染色体の異常	染色体数の異常	ダウン症候群	47, 21トリソミー	1.4	つりあがった目，鞍鼻，軽度知能低下
		クラインフェルター症候群	47, XXY	1.3	女性型体型
		ターナー症候群	45, X	0.1	女性，翼状頸，卵巣発育不全，鳩胸，低身長
遺伝子の異常	常染色体単一遺伝子異常 顕性	神経線維腫症1型（レックリングハウゼン病）	17番染色体のニューロフィブロミン遺伝子欠損	0.25	多発性神経線維腫，皮膚色素沈着
		家族性腺腫性ポリポーシス	5番染色体のAPC変異	0.1	多数の腺腫性大腸ポリープ
	潜性	フェニルケトン尿症	フェニルアラニン水酸化酵素欠損	0.2〜0.5	神経病的異常
		嚢胞性線維症	細胞膜輸送系の欠陥	0.5〜0.6	呼吸器感染症，膵炎
		先天性白皮症	チロシナーゼ欠損	0.025	メラニン色素欠損
	X連鎖潜性（伴性潜性）	デュシェンヌ型筋ジストロフィー	ジストロフィン欠損	0.3	進行性筋力低下
		血友病	第8因子欠損	0.1	出血傾向

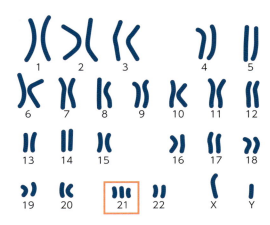

図3-4 ダウン症候群の染色体異常
染色体は2本で対をなすが，図をみると21番染色体が3本存在する．トリソミーであり，その代表疾患がダウン症候群である．ダウン症候群は，21番染色体がトリソミーであるため，21トリソミー症候群とも呼ばれる．

に引かれたしわなどが特徴的である．ほとんどの場合において成人まで成長する．

ダウン症候群となる確率は，母親の出産年齢と相関することが知られており，高齢出産になるほど確率が増加する．出生児における全体の発生率は約1/800だが，母親が20歳未満の場合には1/20,000，40歳以上では約1/40と加齢に伴ってダウン症候群を生じる確率が高くなる．もちろん，出産のほとんどが比較的若い女性によるため，35歳以上の母親から生まれたダウン症候群児の占める割合は，ダウン症候群児全体の20％程度となっている．

❷ 性染色体異常による先天異常

ⓐ **クラインフェルター症候群**　2本以上のX染色体とY染色体を持つことによる疾患で，「47，XXY」という染色体異常を示す例が多く，XXY症候群とも呼ぶ（図3-5）．Y染色体が存在すると性器の発達が男性型になるが，XX染色体の存在によって精巣の低形成とそれに伴う無精子症がみられる．クラインフェルター症候群の症状が現れるのが思春期であるため，この時期まで見過ごされることも多い．

ⓑ **ターナー症候群**　X染色体の完全な，あるいは部分的な欠損によって生じる疾患で，「45，X」という染色体異常を示す（図3-5）．性別上は女性で，卵巣機能不全と低身長を示す．卵巣からの女性

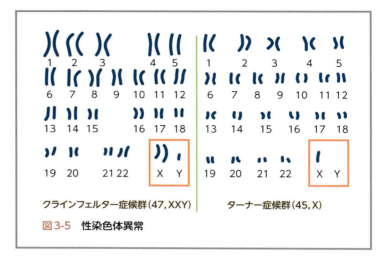

図3-5　性染色体異常

ホルモンの産生不足のために，思春期になっても性徴がみられないことで気づく場合が多い．ほとんどの場合，無月経である．

2. 遺伝子異常による先天異常

遺伝子の異常は単一遺伝子の異常による先天異常と多遺伝子の異常による先天異常に分けられる．単一遺伝子による先天異常はメンデルの法則に従って遺伝する（p.37参照）．口唇・口蓋裂など日本で多く認められる先天異常は多遺伝子の異常に加えて環境因子の関与も加わって発生すると考えられている．ここでは単一遺伝子の異常による先天異常に限って説明する．

❶ 常染色体顕性遺伝

常染色体顕性遺伝病は，1つの顕性遺伝子が片親から子供に伝えられて発症する．四肢骨格系の異常を示す疾患が多い．この顕性遺伝子は1つあれば疾患を発症させるので，両親のどちらかが必ずその疾患を持っており，子供へと伝えていく．代表的な疾患を表3-4に示したが，とくに神経線維腫症1型（レックリングハウゼン病）が知られている．神経線維腫症は，皮膚や神経を中心に人体の多くの器官に神経線維腫をはじめとするさまざまな異常を生じる遺伝性の病気で，17番染色体の上に存在するニューロフィブロミンと呼ばれるタンパクをつくる遺伝子に変異があるために発症する．常染色体顕性遺伝では，どちらかの親が神経線維腫症の場合，子供に神経線維腫症が発症する確率は50％である．それは片親が持つ異常な遺伝子と正常な遺伝子が選択される確率がそ

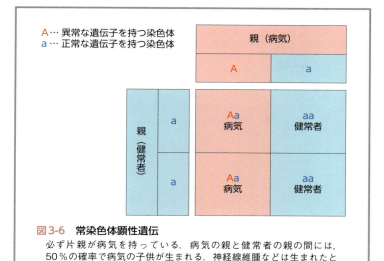

図3-6　常染色体顕性遺伝
必ず片親が病気を持っている．病気の親と健常者の親の間には，50％の確率で病気の子供が生まれる．神経線維腫などは生まれたときには認められず，思春期を過ぎた頃から出現する．なかには30歳以上になって出現する場合もある．

れぞれ50％だからである（図3-6）．

❷ 常染色体潜性遺伝

常染色体潜性遺伝病は，保因者■である両親から異常な遺伝子を1つずつ伝えられ，子供に2つ異常な遺伝子がそろったとき（対立遺伝子がともに異常な状態）に発症する．表3-4に示したように，フェニルケトン尿症や囊胞性線維症などが知られている．両親ともに1つの異常遺伝子を保有している場合には，遺伝病は子供の25％に発症する（図3-7）．

フェニルケトン尿症では，アミノ酸の一つであるフェニルアラニンをチロシンというアミノ酸に変える酵素欠陥のため，アミノ酸の一種であるフェニルアラニンが分解できず，放っておくと脳の成長が阻害されて知能障害となる．早期に発見し，フェニルアラニンを抑えた食事療法を行えば障害は回避されるので，生後すぐの新生児マススクリーニング■が行われている．

600～700種類あるとされる常染色体潜性遺伝病は，1万～10万人に1人の割合で発症するものが多く，常染色体潜性遺伝病全体の発症率は平均すると約4万人に1人とされている．常染色体潜性遺伝病で重要なことは，健常な両親から先天異常を持った子供が生まれてくるため，一般の人にとっては理解しにくく，家庭内紛争の原因となることもある．もう一つ重要なことは，異常な遺伝子を1つ持つ保因者は形質上は健常者となるため，常染色体

■ **保因者**
対立遺伝子において異常な遺伝子を1つ持っている状態．顕性遺伝とは異なり，潜性遺伝では病気の遺伝子を1つ持っていてもその対立遺伝子が正常であれば病気を発症せずに健常者となる．しかし，病気の遺伝子を持っているためその病気の保因者となる．キャリアとも呼ばれる．

■ **マススクリーニング**
スクリーニングテストは，ふるい分け試験とも呼ばれ，対象集団について病的であるか健常であるかを選別する．フェニルケトン尿症の検査では，新生児に行われることが多く，その対象が多数に及ぶため(mass)，マススクリーニングと呼ぶ．新生児マススクリーニングの対象疾患は，フェニルケトン尿症，メープルシロップ尿症，ホモシスチン尿症，ガラクトース血症，クレチン病，先天性副腎過形成症などである．最近では検査技術の進歩や治療薬の開発に伴い，対象疾患を増やしていこうという動きが高まっている．

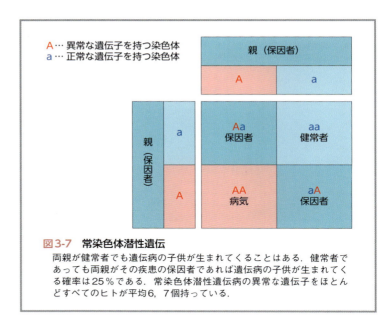

図 3-7　常染色体潜性遺伝
両親が健常者でも遺伝病の子供が生まれてくることはある．健常者であっても両親がその疾患の保因者であれば遺伝病の子供が生まれてくる確率は25％である．常染色体潜性遺伝病の異常な遺伝子をほとんどすべてのヒトが平均6, 7個持っている．

潜性遺伝病の原因となる異常な遺伝子が一般の人にも存在していることに気づきにくいことである．それでは，一見すると健常者にみえる多くの人達は，どのくらいの常染色体潜性遺伝病の異常遺伝子を持っているのだろうか？　答えは以下のような単純な計算モデルで説明できる．ある常染色体潜性遺伝病の保因者の確率を100人に1人とすると，保因者同士が結婚する確率は1/10,000（1/100×1/100）となり，その子供に発症する確率が1/4なので，発症率は4万人に1人となり，常染色体潜性遺伝病全体の平均発症率である約4万人に1人と一致する．つまり，ある常染色体潜性遺伝病では，100人に1人の確率で保因者がいるということになる．常染色体潜性遺伝病が600～700種類もあることから，日本人1人が平均6, 7個の異常な遺伝子を保有していることになる．

　いとこ同士の婚姻では，祖先から共通の異常な遺伝子を伝えられている確率が高くなるため，常染色体潜性遺伝病の子供が生まれる可能性がより高くなる．重要なことは，常染色体潜性遺伝病が健康な人同士が結婚しても発生し得ることと，先天異常が特別な人にだけ起こる特殊な現象ではないことをしっかり理解することである．

❸ X染色体連鎖潜性遺伝（伴性潜性遺伝）

　X染色体連鎖潜性遺伝病は，潜性遺伝する異常な遺伝子がX染色体にあるために，ほとんど**男性**にのみ発症する遺伝病で，**血友**

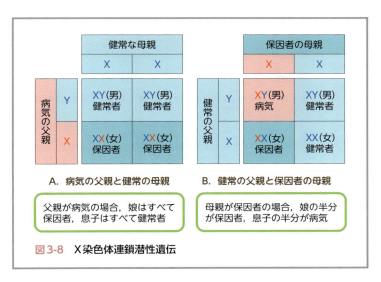

図3-8　X染色体連鎖潜性遺伝

病（p.62参照）や筋ジストロフィー■などが代表的な疾患である。なぜ男性のみに認められるのかは図3-8に示した。健常な父親と異常な遺伝子を保有している母親（保因者）の間に生まれてくる男児の50％に病気の発症の可能性があるという特有な遺伝様式をとる。異常な遺伝子は潜性であるため，女性（XX染色体）においては1本だけ異常な遺伝子があっても，発症せずに保因者となる。男性の場合にはXY染色体のため，異常な遺伝子（X染色体）が1本でもあると正常な遺伝子が存在しないため，病気を発症することになる。

D　環境要因による先天異常

子宮内の胎児に影響を与える因子は母体外からのみならず，糖尿病のような母体の疾患も先天異常をもたらす可能性があるが，ここでは表3-5に示すような因果関係がよく知られた環境要因について触れておく。

物理的因子としてよく知られているのが放射線である。妊娠中に放射線被曝を受けると，被曝線量によっては小頭症などの先天異常をもたらす可能性がある。被曝線量を表す単位としてGy（グレイ■）が使われている。妊娠中に胸部X線検査を受けると，胎児の浴びる放射線量は0.01mGy以下で，骨盤部のX線検査では

■ 筋ジストロフィー
骨格筋の変性・壊死を主病変とし，進行性の筋力低下をみる遺伝性疾患である。根本的な治療法はない。

■ グレイ（Gy）
放射線が「もの」にあたったとき，どのくらいのエネルギーを与えたのかを表す単位がグレイで，放射線がヒトにどのような影響を与えたのかを表す単位がシーベルトである。シーベルトの値は，ヒトの各部位の放射線吸収量（グレイ）を求め，受けた放射線の種類や体の部位ごとの系数を掛けて求める。

表3-5 環境因子と先天異常

環境因子	催奇形効果
放射線	小頭症
薬剤など	
サリドマイド	無肢症，アザラシ肢症，心臓，腎臓などの形成異常
葉酸拮抗薬	無脳症，水頭症，口唇裂，口蓋裂，頭蓋骨奇形
抗痙攣薬	口唇裂，口蓋裂，心奇形
ワルファリン	鼻および顔面形成異常
テストステロン	女性胎児の男性化，外生殖器異常
アルコール	小頭症，顔面形成異常，成長障害
感染症	
風疹ウイルス	白内障，小眼球症，小頭症，心奇形
サイトメガロウイルス	小頭症
単純ヘルペスウイルス	小頭症，小眼球症
トキソプラズマ	小頭症

1.1mGyの放射線被曝を受ける．ほかに，腹部のCT検査で8mGy，骨盤部のCT検査で25mGy程度とされている．放射線被曝による先天異常が発生する最少線量は100～200mGy以上とされており，病院で受ける通常の検査の範囲内であれば，先天異常が発症する可能性は非常に低い．問題となるのは，癌に対する放射線治療を受けるような場合で，治療前によく相談する必要がある．

　科学的因子として薬剤による先天異常がよく知られている．1950年代後半に催眠鎮静薬として使われたサリドマイドは，その催奇形性から一時製造中止となっていたが，最近，抗腫瘍作用が評価されて，多発性骨髄腫などに使用されるようになっている．しかし，妊婦に対する使用は避ける必要がある．

　生物学的因子としては，風疹ウイルス感染とトキソプラズマ感染がよく知られている．器官形成期（妊娠4～7週）に妊婦が感染すると，風疹の場合には小頭症，白内障，小眼球症，心奇形などの先天異常が生じることがある．

第4章

循環障害

学習目標

1. 循環器系が全身の細胞に酸素と栄養を供給するという必須の働きをしていることを理解する
2. 血圧が生じるメカニズムを理解する
3. 生体には出血を止める機構が存在することを理解し，どのようなメカニズムで止血が起こるのかを説明できるようにする
4. 出血性素因の病態を理解する
5. 本来は止血のための血液凝固機構が，血栓(けっせん)形成を引き起こすメカニズムを理解する
6. 動脈硬化症による虚血(きょけつ)と血栓による梗塞(こうそく)の違いを理解する
7. うっ血による浮腫(ふしゅ)の発生メカニズムを理解する
8. ショック症状とショックの原因を理解する
9. 高血圧症がどのような疾患か理解する

A 循環器系の働き

1. 心・血管系の構造と機能

❶ 心臓の構造と働き

多細胞生物の進化に伴って，さまざまな臓器が用意されるようになった．そして，それらの臓器に栄養と酸素を運搬する機構が必要になり，その運搬機構を担当しているのが循環器系である．循環器系は，心臓と血管から構成されている．

心臓を出た血液がどこに行って，どのように心臓に戻ってくるのかについては，顕微鏡が発明され，毛細血管の存在が明らかになるまで誰もわからない謎であった．しかし，今では常識として多くの人に理解されるようになっている．

図4-1に示したように，心臓は4つの部屋に分かれており，左側と右側に存在する2つの心房（左心房と右心房）と2つの心室（左心室と右心室）から成り立っている．心臓が収縮すると2つの血液の流れができる．1番目の流れは，左心室から大動脈に拍出された血液が全身に送り出され，全身の細胞に血液を供給する．全身に送り出された血液は，毛細血管，静脈を経て，右心房に戻ってくる．身体を循環する経路ということで，この流れを体循環（大循環）と呼んでいる．2番目の流れは，右心室から送り出された血液が左右の肺に送られる経路である．肺で血液中の二酸化炭素

毛細血管
動脈と静脈をつなぐ細い血管で，周囲組織の細胞と物質のやり取りをするために血管壁が一層の内皮細胞のみでできている．直径5～10μm（0.005～0.01mm）ときわめて細く，血管壁から白血球や血漿が血管外へ行き来できる．

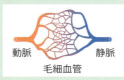

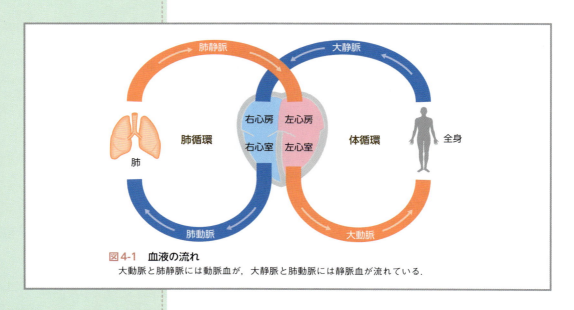

図4-1 血液の流れ
大動脈と肺静脈には動脈血が，大静脈と肺動脈には静脈血が流れている．

column

心臓構造の進化

　心臓が4つの部屋に分かれているのは，すべての動物に共通しているわけではない．魚類では，肺呼吸ではなく鰓呼吸であり，心臓を出た血液は鰓に送られて酸素を取り込み，次に全身に巡るようになっている．ヒトのように肺・体循環の2つの回路があるのではなく，1つの回路しかないため，1つの心房と1つの心室から構成されている．ヒトの場合でも，胎児の段階では成人と異なった心臓の構造をしている．なぜなら，胎児は肺呼吸をしていないため，肺循環がいらないからである．右心房と左心房の境がなく，卵円孔によってつながっており，一つの心房になっている．右心室と左心室はあるが，右心室から排出された血液は，動脈管を介して大動脈に流れる．卵円孔や動脈管は出生とともに閉鎖するが，時に閉鎖しない場合があり，動脈管開存症や心房中隔欠損症といった先天性心疾患となる．胎児のときには肺はつぶれた状態にあるが，出生と同時に膨らみ，肺に入った空気が排出されて，最初の「オギャー」という産声となる．出産後に泣くのを皆が見守る理由は，産声が肺の膨張を示し，ヒトとして生きていける状態になったことを示すからである．

を排出し，酸素を血液に取り込んだ後で，肺静脈を経由して左心房に戻ってくる．この経路を**肺循環（小循環）**と呼んでいる．

　心臓は，**心筋**によって拡張と収縮を繰り返すが，拡張したときに血液を溜め込み，収縮したときに溜め込んだ血液を勢いよく拍出する．心臓はポンプのような働きをしている．1回の収縮で左心室から送り出される血液量は約70 mLである．1分間に約70回心臓が収縮するので，70×70で4,900 mL，約5Lの血液が1分間に全身に送られる計算になる．ヒトの全血液量は3～5L程度なので，血液全体が1分間に1回は全身を巡ることになる．

❷ 血管系の構造と働き

　左心室から大動脈に送り出された血液は，全身の毛細血管を巡って，静脈を経て心臓に戻ってくるが，全身の血管の長さはどのくらいあるのだろうか？ **図4-2**に示したように，全身のあらゆる場所で**動脈**と**静脈**が張り巡らされている．図では主な動静脈を示しただけで，ほかにも毛細血管網の存在がある．全身の血管の総延長は，毛細血管を含めると約10万km（地球2周半）もある．体に針を刺すと必ず出血するくらい，至るところに血管が存在する．なぜこのようにたくさんの血管が必要になるのだろうか？

第4章　循環障害

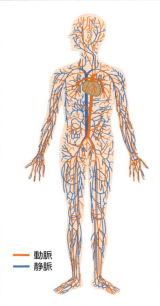

- 心臓から出る血液が流れる血管を動脈と呼ぶ
- 心臓へ戻る血液の流れる血管を静脈と呼ぶ
- 肺循環では，肺動脈に静脈血，肺静脈に動脈血が流れることになる
- 全身のすべての細胞は，常に酸素と栄養を要求する．要求に応えるために，全身くまなく毛細血管網が張り巡らされ，あらゆる細胞から血管が1mm以上離れることはない
- 全身の血管の総延長は，約10万kmと地球2周半分もの長さとなる

― 動脈
― 静脈

図4-2　血管系

その理由は，ヒトの体を構成している約60兆個の細胞が生きていくためであり，生きていくために栄養と酸素を送る必要があるからである．栄養は消化管から吸収，補充されており，酸素は肺から吸収，供給されている．そして，左心室から栄養と酸素に富んだ動脈血が全身に送られて，あらゆる場所に供給されているのである．

2. 血圧とは何か？
❶ 動脈側の血液を動かすメカニズム

　総延長10万kmにも及ぶ全身の血管の末端まで血液を送り出すために，心臓から血液が勢いよく大動脈内に送り出される．大動脈は縦隔内と腹腔内にあり，周囲を筋肉などが取り囲んでいるわけではない（図4-3）．この大動脈だけが，血管壁の柔らかさにより，送り出された大量の血液によって拡張することができる．収縮した心臓から拍出された血液の約30%は大動脈を拡張させることに使われ，残りの70%はそのまま末梢の動脈へ送られる．このとき，末梢の血管にかかる圧力が収縮期血圧（最高血圧）である．一方，心臓が拡張しているときには，大動脈弁が閉鎖して，心臓から血液の拍出はない．このときには大動脈内を拡張し，

■ 縦隔
胸部の中央にあり，左右の肺に挟まれた心臓，大動脈などが存在する空間を指す．

■ 腹腔
横隔膜の下部で腹膜によって囲まれた消化器官が存在する空間を指す．

■ 大動脈弁
左心室の出口にある弁で，収縮期に開口し，拡張期には閉鎖する．

貯留していた30％の血液が，大動脈の収縮によって末梢の動脈に送り出される．この圧力が拡張期血圧（最低血圧）である（図4-4）．これらの収縮期血圧と拡張期血圧によって，動脈血は休むことなく末梢に送り出されている．しかしながら，末梢に行くに従って血圧はしだいに低下し，毛細血管網のごく細い血管のところで血圧は測定できなくなってしまう．

❷ 静脈側の血液を動かすメカニズム

毛細血管で血圧が消失したとすると，静脈内を流れる血液はどのように心臓まで戻ってくるのだろうか？

飛行機のエコノミークラス席に長時間座ったまま動かないでいると，下肢の静脈の血流が滞って，血栓をつくることがある．

■ 血栓
血管内に何らかの原因でできる凝固した血液塊を指す．血管内を閉塞させることがある．

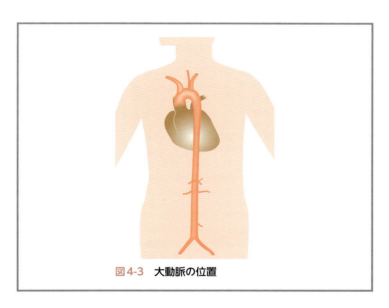

図4-3　大動脈の位置

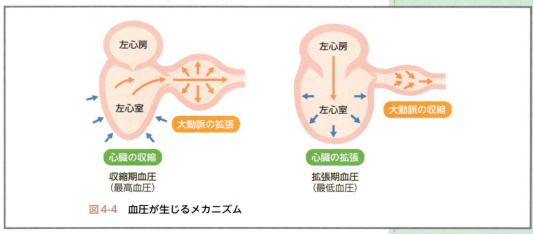

図4-4　血圧が生じるメカニズム

そして着陸後に立ち上がって歩きだすと，できた血栓が遊離し心臓に戻って，肺で詰まるという**肺血栓塞栓症**を発症することが知られている．これは**エコノミークラス症候群（ロングフライト血栓症）**として有名になった疾患である．「座って動かないと下肢静脈の血流が滞る」こと，「立ち上がって歩きだすと下肢静脈にできた血栓が心臓に戻ってくる」ことに注目してほしい．これは筋肉の収縮と弛緩の繰り返しが，静脈に圧力をかけて血液を動かしていることを示している．筋肉はその意味で，心臓に続く第2のポンプといわれている．これら心臓のポンプと筋肉のポンプの働きによって，心臓を出た血液は全身を巡って，再び心臓に戻ってくるのである．

3. 微小循環

全身のどの場所においても，血管同士の距離は1mm以上は離れておらず，密に存在している．しかし，細胞の大きさは0.01～0.02mm程度しかなく，1mmという血管と血管の間隙には，細胞が50～100個も入ってしまう．そうなると，血管から遠い細胞は，近い細胞に栄養や酸素を使われてしまうため，酸素や栄養不足の状態になりやすい．しかし，この酸素や栄養不足を解消するために，**微小循環**と呼ばれる毛細血管網の動脈側の細動脈から静脈側

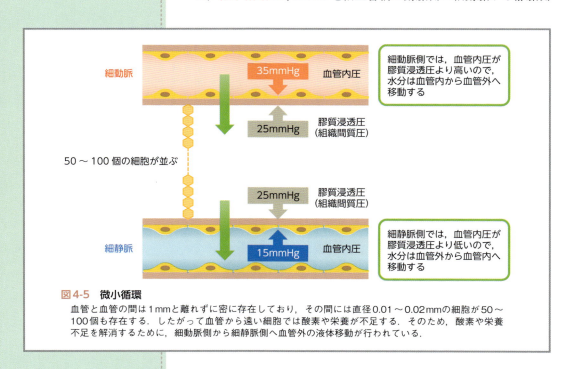

図4-5　微小循環
血管と血管の間は1mmと離れずに密に存在しており，その間には直径0.01～0.02mmの細胞が50～100個も存在する．したがって血管から遠い細胞では酸素や栄養が不足する．そのため，酸素や栄養不足を解消するために，細動脈側から細静脈側へ血管外の液体移動が行われている．

の細静脈への血管外の体液移動が存在する．図4-5に微小循環のメカニズムを示した．

細動脈側では，血圧という血管壁を押す血管内圧があり，血液成分が血管外へ出ようとする圧力も働く．また一方で血管外から血管内に入ろうとする膠質浸透圧というものがある．通常，動脈側の血管内圧は膠質浸透圧よりも高く，仮に血管内圧を35mmHg，膠質浸透圧を25mmHgとすると，血管外に出る圧力が10mmHgとなって，血液中の液体が血管外へ漏れ出てくる．

一方，細静脈側では，血圧がないために血管内圧が低く，通常，膠質浸透圧よりも血管内圧は低い．仮に血管内圧を15mmHg，膠質浸透圧が25mmHgとすると，血管内に入る圧力が10mmHgとなって血管内に体液が戻ってくる．このように動脈側で出る圧力と静脈側で入る圧力が同じ10mmHgになるため，出入量は同じとなり，バランスがとれている．この微小循環の存在こそが，血管から遠い位置にある細胞への酸素と栄養の供給を可能にしている．

4. 門脈循環

循環系のなかの静脈には，心臓に直接戻らない循環経路が存在する．

図4-6に示したように，脳や腎臓などの主な臓器は，心臓から

> **膠質浸透圧**
> 半透膜をはさんで，アルブミン濃度の低い液体からアルブミン濃度の高い液体のほうに水分が引っ張られる血漿や間質液の浸透圧である．

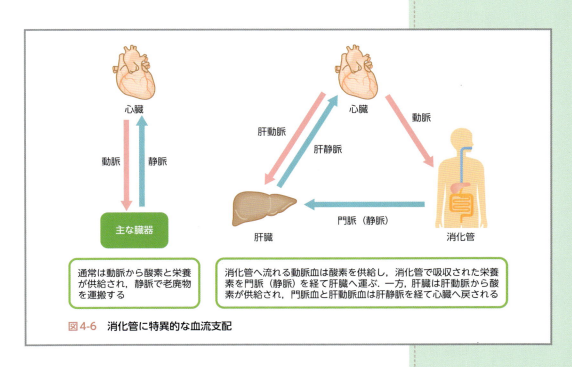

図4-6　消化管に特異的な血流支配

動脈を介して酸素と栄養の供給を受けてエネルギーを産生する．そして，静脈を介して不要になった二酸化炭素と老廃物を心臓に戻している．これが通常の臓器における血液の流れである．しかし，消化管では栄養を吸収して，貯蔵庫である肝臓に運ぶためのバイパスが必要なため，静脈を介して直接心臓に静脈血を運んではいない．門脈という静脈経路を介して，吸収した栄養が含まれる静脈血をいったん肝臓に運び，栄養素がそこで貯蔵される（門脈循環，図4-6, 7）．そして，栄養素を肝臓においた静脈血は，肝臓内で肝静脈につながって心臓に運ばれる．肝臓では，肝動脈を介して酸素も供給されている．肝臓内の血液量のうち1/4は肝動脈，3/4は門脈を介して運ばれた血液（門脈血）が占めている．

また，門脈循環の存在は，内服薬を飲んでから効果が出るまでに時間がかかることや，服用する量が多くなることなどの不利な点にも関係してくる．理由としては，消化管で吸収された内服薬が肝臓に運ばれて分解されてしまうためである．そのため，狭心症の突然の胸痛に対しては即効性が求められ，ニトログリセリンの舌下錠を投与する．これは口腔内で溶かして口腔粘膜から吸収させることによって，肝臓を通過させずに早急に血管拡張をもたらすためである．また，発熱時に坐剤を使用する理由も，直腸下部においては，肝臓を通過させずに早急な解熱をもたらすためである．また，門脈循環の存在は肝臓の病気の際の合併症にも関係

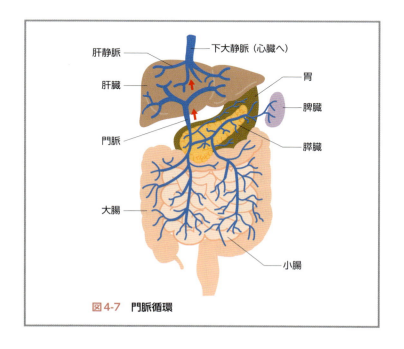

図4-7　門脈循環

してくる．たとえば，肝硬変によって肝内の血流が阻害され，門脈に血液が貯留した結果，貯留した血液の排出路の形成（食道静脈瘤）や脾臓への血液貯留（脾腫），門脈圧亢進（腹水貯留など）などが引き起こされる．

❶ 門脈圧亢進症

肝障害のなかでも肝硬変になると，門脈から肝静脈への交通路が阻害されるため，門脈に血液がうっ滞（流れが悪くなる）するようになり，門脈圧が上昇する．この状態を門脈圧亢進症と呼ぶ．門脈圧が亢進すると，図4-7で示した血液の流れが阻害され，とくに脾臓から肝臓への流れが阻害されると，脾腫がみられるようになる．脾臓は古くなった赤血球などの血球の破壊を行っているため，脾臓内での血流のうっ滞はそれほど古くない血球の破壊までもたらし，貧血や白血球減少，血小板減少を認めることもある．また，腹腔内に腹水が貯留することもある．腸管での血流のうっ滞によって，腹部不快感や食欲不振，消化不良などの胃腸症状が出現することもある．

❷ 側副血行路

門脈圧亢進症に伴う合併症としては，門脈から体循環につながる新しい血行路の発達の結果，肝臓を迂回するバイパス経路の形成が認められる．このバイパス経路を側副血行路と呼ぶ．最も頻繁に認められるのが食道下部と胃の上部で，食道静脈瘤や胃静脈瘤を形成する．これらの静脈瘤は血管壁がもろいために，時に重大な出血が起こり，命にかかわることもある．

B 循環障害

循環器系は，全身の細胞に酸素と栄養を運搬し，不要となった二酸化炭素や老廃物を排出臓器から運搬するシステムで，この運搬システムに障害が起こると，酸素や栄養の供給が止まり，老廃物の排出がうまくいかなくなる．循環障害とは，病変が血液の循環を阻害する病態を指し，出血と凝固，虚血（p.17参照）と梗塞，うっ血と浮腫，血圧異常の4つに大きく分けられる．

1. 出血と凝固

循環器系の役割が酸素と栄養の運搬にあることから，血液は固

■ 肝硬変
肝炎によって肝細胞が死ぬと，新しい肝細胞によって置き換えられるが，細胞の破壊スピードが速いと，コラーゲンなどの線維成分で置き換えられることがある．この結果，肝臓が硬く変化する．肝炎の末期像でもある．

■ 食道静脈瘤
肝硬変時に認められる門脈血のうっ滞のために，食道の静脈が拡張してできる瘤状の静脈で，血管壁が破れやすい．

■ 脾腫
脾臓は脾静脈によって門脈とつながっている．門脈に血液がうっ滞すると，脾臓も血液がうっ滞して腫れてくる病態である．

■ 側副血行路
血行障害によって主要な血管が閉塞した際，血液循環を維持するために新たに形成される血管の迂回路を指す．

■ 凝固
液体が固体になることを凝固というが，ここでは，血液が固まることを指す．

■ 梗塞
動脈が血栓などでふさがり，その動脈の支配する細胞や組織が虚血となって，酸素不足の結果，壊死に陥る病変．

■ うっ血
血栓などさまざまな原因で，静脈血が異常に溜まった状態を指す．

■ 浮腫
血管外の組織に細胞外液（とくに間質液）が増加した状態を指す．水腫とも呼ぶ．

まらないようになっている．液体の状態を維持して，全身の血管内をさらさらと流れることが絶対に必要な条件である．しかしながら，血管に傷がついて血液が流れ出したとき（<u>出血</u>）には，それを止めることも必要になる．もし，血管に傷がついて出血が止まらなければ，たとえ小さな傷であっても血液を失って死亡する可能性がある．鼻出血であっても，止まらなければ洗面器一杯に出血することがある．したがって，健康なヒトには，血管に傷がついたときに血液を固めて出血を止めるシステム（<u>血液凝固</u>）が備わっている．

一方，出血がないにもかかわらず，血管内で血小板の凝集，凝固因子の活性化が起こって，血管内に<u>凝血塊</u>ができることがある．この凝血塊を<u>血栓</u>と呼ぶ．血管内に血栓ができると，血流が阻害されてしまう．動脈にできれば末梢組織の酸素不足による<u>壊死</u>を引き起こし，静脈にできれば血流の<u>うっ滞</u>を引き起こす．

血液の出血と凝固について，もう少し細かくみてみよう．

❶ 出血

出血とは血液中の全成分が血管外へ出ることをいう．とくに白血球とは違って自分で動くことのできない<u>赤血球</u>が血管外に出ることが出血の形態的指標となる．血液中にある血球のうち，赤血球が最も多く存在し，酸素を運搬するという重要な役割を果たしている．赤血球の寿命は120日といわれている．つまり，1/120の赤血球が毎日壊され，同じ数だけの新しい赤血球がつくられている．もし，出血によって赤血球が失われて，赤血球の増産が間に合わなければ，酸素運搬能力が低下してしまい，全身が酸素不足になってしまう．そして，出血が続けば死亡してしまうため，圧迫止血といった処置ができない動物にとっては止血する機構が非常に重要になってくる．

　ⓐ <u>出血の分類</u>　　体の内側への出血を<u>内出血</u>と呼ぶ．また，皮下出血は<u>紫斑</u>とも呼ばれ，形状によって以下のように分類される（図4-8）．

① <u>点状出血</u>・・ゴマ粒大までの出血巣
② <u>斑状出血</u>・・ゴマ粒より大きい出血巣
③ <u>血腫</u>・・・相当量の出血した血液がつくる組織内の塊

体の外側への出血を<u>外出血</u>と呼ぶ．また，出血する場所によって以下のように分類される．

① <u>吐血</u>・・胃などの上部消化管で出血した血液を吐き出すこと

凝血塊
血液が固まってできる塊（かたまり）．

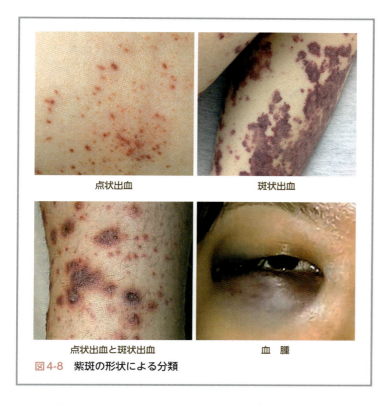
図4-8　紫斑の形状による分類

（点状出血／斑状出血／点状出血と斑状出血／血腫）

　②喀血（かっけつ）‥肺や気管支で出血した血液を咳とともに出すこと
　③下血（げけつ）‥消化管内で出血した血液を肛門から出すこと（血便）
ほかにも，鼻出血や血尿などがあげられる．

　ⓑ **出血と止血**　　血管壁に傷ができると，出血を止めるシステムが働きだし，血液は固まって出血を止める．これを**止血**と呼ぶ．止血のメカニズムには**血小板**と**凝固因子**の2つの因子が関与しており，出血が起こったときにまず働くのは血小板である．血管内皮細胞が傷ついて，内皮下組織のコラーゲンに血小板が結合して活性化し，血小板中の顆粒が放出されて，周囲の血小板が連鎖的に活性化して**凝集**してくる．一つひとつの血小板は小さいが，凝集塊が大きくなると，栓が詰まるように蓋をして傷がふさがる．これを**一次止血**（**血小板血栓**）と呼んでいる（図4-9）．重要なことは血管壁に傷がない状態では血小板の活性化はなく，血小板の凝集もないということである．

　ⓒ **凝固と線溶**（せんよう）　一次止血について，傷害された血管壁から凝固因子を活性化する**組織因子**が遊離し，最終的に血漿中の**フィブリノーゲン**が不溶性の**フィブリン**に変化して赤血球や白血球，血小板を巻き込みながら網目状の膜をつくり，凝固し血栓を形成

循環障害

■ 凝固因子
血液の凝固は複数のタンパクの活性化によって起こるが，それらのタンパクを凝固因子と呼ぶ．凝固因子にはⅠ～ⅩⅢ（1～13）の名称がつけられている（第Ⅵ因子は欠番）．

■ 凝集
粒子が集まって塊状になること．また，その現象を指す．

■ 組織因子
凝固因子の第Ⅲ因子であり，組織トロンボプラスチンとも呼ばれるタンパクで，外因系凝固の起点となる．

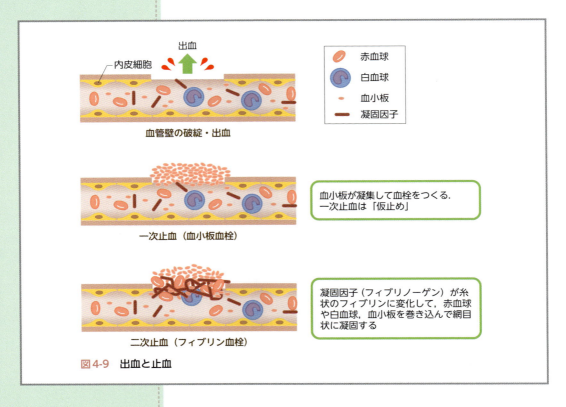

図4-9 出血と止血

して傷を完全にふさぐ．これを**二次止血（フィブリン血栓）**と呼んでいる（図4-9）．

凝固因子の活性化には**外因系**と**内因系**がある．外傷などの際，損傷組織から**組織因子（第Ⅲ因子）**が放出されることを起点に，**第Ⅶ因子**の活性化を介して**フィブリン**の形成に至る経路を**外因系凝固経路**と呼んでいる．一方，血管内皮の傷害を契機に**第Ⅻ因子**が活性化して，最終的にフィブリンの形成に至る経路を**内因系凝固経路**と呼んでいる（図4-10）．

注射器で採血した血液はいずれ固まるが，これは異物である注射器のプラスチックに触れた第Ⅻ因子が活性化し，内因系凝固経路が働くからである．こうした血液を固めるシステムは出血に備えるために必要である．一方，血管内で血液が凝固することは血流を確保するうえでは都合が悪い．そこで，凝固システムに対抗した凝固血を溶かすシステムも必要になる．

血管内皮細胞は，1,000日以上の寿命があるが，寿命がくると新しい血管内皮細胞に置き換わる．しかし，時には圧力が強くかかったり，ずり応力が強くかかったりして血管内皮細胞が剥がれると，血管内に小さな血栓が形成されることがある．このよう

■ ずり応力
血液が流れるときに血管内皮細胞の血管内に向いた面に平行にかかる圧力のことを指す．血流は血管壁付近よりも血管中央部で速いため，血管内で速度の違いが生じる．ずり応力とはこの速度の違いにより，細胞などを歪ませる力となる．

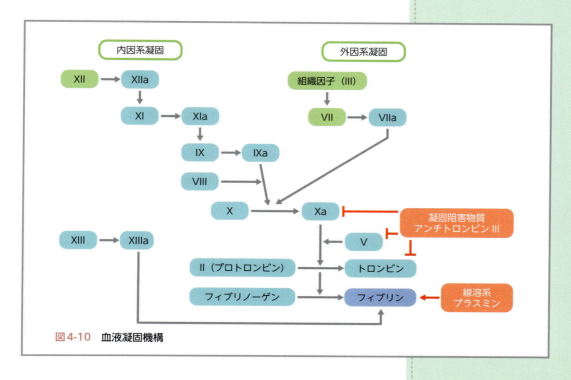

図 4-10　血液凝固機構

表 4-1　出血の特徴

出血様式	一次止血の異常 （血小板異常，血管壁異常）	二次止血の異常 （血液凝固異常）
点状出血	特徴的	まれ
斑状出血	小型，多発	大型，単発
深部出血	まれ	特徴的
後出血	まれ	特徴的

な血栓が大きくなることを防ぐために，生体内には**アンチトロンビンⅢ**■などの凝固阻止物質や**線溶系**■と呼ばれる凝固血を溶かす装置が備わっている．通常は，これらの防御装置によって血管内に形成される血栓は小さいうちに取り除かれている．

❷ 出血性素因 ─ 出血を起こす異常

　出血は一般に血管の壁が壊れることによって起こる．外傷などによる血管の切断，びらんや潰瘍形成による血管壁の破壊，ビタミンC欠乏による血管壁の脆弱化などが原因となる．しかし，このような原因もなしに，もしくはぶつけた記憶もなしに容易に出血し，なかなか止血しない病態を**出血性素因**と呼んでいる．**血小板の異常，血管壁の異常，血液凝固の異常**が原因となる．それぞれの出血の特徴を**表 4-1**に示す．血小板の異常によって起こる一次

■ アンチトロンビンⅢ
肝臓で産生され，血管内で凝固阻害因子として働くプロテアーゼインヒビターのことを指す．

■ 線溶系
生体内には，凝固が起こったときに固まった血栓を溶解して分解する機構があり，それを線溶系と呼んでいる．具体的には，プラスミンという酵素が血栓形成の主役であるフィブリンを分解する生体反応である．

止血の異常の場合には，点状出血や斑状出血を認めることが多く，凝固因子の異常によって起こる二次止血の異常の場合には，関節腔内などの深部出血，止血した後に再出血する後出血が多い．

 ⓐ **血小板の異常** 血小板は，止血の第1段階に働き，止血機構において最も重要な働きをする血球である．血小板数の基準値は15万～35万/μLで，10万/μL未満になると出血のおそれがあるため，精密検査・治療の必要性があるとされている．2万～5万/μLになると外傷時に大量出血のリスクが高くなり，止血が困難な場合には血小板輸血などの治療が必要となる．一般的な血小板輸血の適応は2万/μL以下であるが，維持すべき血小板数の基準は，基礎疾患や年齢，合併症など，患者によって異なる．

 血小板減少は，血小板産生の低下が原因で起こり，再生不良性貧血や白血病などでみられる．また，免疫異常によって血小板に対する自己抗体ができて，血小板が減少する血小板減少症も認められている．血小板減少による出血は，点状出血や斑状出血などの皮下出血が多い．

 ⓑ **血管壁の異常** ビタミンCの欠乏によって毛細血管壁がもろくなり，出血傾向が起こる疾患に壊血病がある．この疾患は，バスコ・ダ・ガマのインド航路発見の航海において発症者が多くみられたように，昔は長期航海する船員がビタミンCを摂れる環境になかったことが原因である．軽い打撲でも血管がもろくなっているために四肢などに斑状出血を認めるようになる．

 ⓒ **血液凝固の異常** 血液の凝固は，血漿中に含まれる多数の凝固因子の連鎖反応的な活性化によって，最終的にフィブリンが形成されることによって起こる．第XIII因子と第III因子を除くほとんどすべての凝固因子は肝臓でつくられるため，肝臓の機能が低下すると凝固能も低下してくる．そのほかには，血友病のような先天的な異常，自己抗体による凝固因子の阻害などの後天的な機序による異常もある．

 血友病は，第VIII因子欠乏（血友病A）あるいは第IX因子欠乏（血友病B）による凝固異常で，X染色体連鎖潜性遺伝にて保因者である母親から男児に遺伝する．凝固因子の欠乏による出血の場合は，深部出血が多く，関節腔内出血など重篤な出血を認めることが多い．頻度は約7/10万人（男児）で，血友病AとBの比率は約5：1である．

再生不良性貧血
骨髄での造血が低下する疾患で，すべての血球（赤血球，白血球，血小板）の産生が低下する．

白血病
造血幹細胞の癌化によって白血球系統の幼若な芽球が白血病細胞となり，異常増殖する疾患である．

自己抗体
自分の体のなかにある成分に対する抗体のことで，正常状態では存在しない．自己免疫疾患患者の血液から検出され，特定の疾患や臨床症状と結びつく．自己抗体の検出は，診断や病型分類，治療方針の決定に有用である．

❸ 血液凝固と血栓症

血小板の凝集や凝固因子の活性化は，外傷のような血管内皮細胞の傷害が起こったときのみに起こる現象で，本来は出血を止めるための身を守る反応であり，通常血管内で起こってはならない現象である．しかしながら，外傷以外にも血管内皮細胞に傷害が起こると，凝固阻害物質や線溶系の存在にもかかわらず，血小板の凝集や凝固因子の活性化は起こり得る．血小板の凝集や凝固因子の活性化は，止血の際と同様に血栓形成を起こさせる．そして，この血栓が大きくなると，血管内腔を狭めたり（狭窄），完全に塞ぐ（閉塞）ことになり，血流を阻害する．このような血栓を起こさせる要因には，凝固能の異常，血管内皮細胞の異常，血流の異常の3つが関与している．

ⓐ 凝固能の異常

血栓形成に至るステップには血液の凝固と血小板の凝集があるので，先天的あるいは後天的な凝固能（血液凝固系と血小板系）の亢進は血栓症のリスク要因となる．凝固能の亢進をきたす代表的疾患として癌があげられる．癌患者に血栓ができやすいこと，癌の末期になると播種性血管内凝固症候群（DIC）を発症しやすいことが知られているが，癌細胞の産生する血小板凝集因子や組織因子（組織トロンボプラスチン）などの凝固促進因子がその原因である．DICは，ほかに白血病や細菌感染症（癌を含めてこの3疾患でDICの3/4を占める）などの基礎疾患をベースに発症する．白血病では癌と同様の組織因子がDICの引き金となり，敗血症などの細菌感染症の場合には，細菌のエンドトキシンが白血球のうちの単球やマクロファージ表面に組織因子を生じさせることでDICを引き起こす．DICでは，全身の血管に血栓が形成され，血流が阻害される結果，全身の臓器障害をもたらして生命に重大な危機をもたらす．そのうえ，血栓の元になる血小板や凝固因子が大量に消費されるため，それらが著しく減少して，非常に出血しやすくなる．DICは，このように血液を固める凝固と出血傾向が同時に無秩序に起こる制御困難な病態である（図4-11）．先天的凝固能の異常症としては，凝固阻止物質のアンチトロンビンⅢの欠損であるアンチトロンビンⅢ欠損症が知られている．

ⓑ 血管内皮細胞の異常

動静脈の炎症や動脈硬化症によって血管内皮細胞の傷害が起こると，血小板の凝集や凝固因子の活性化が起こって，血栓形成が引き起こされる．とくに問題となるの

DIC
disseminated intravascular coagulationの略．

敗血症
感染巣から細菌や真菌が血液中に入って全身に播種され，宿主の生体反応の統御不全によって多臓器の機能不全となっている状態を指す．敗血症性ショックに陥ると，循環不全と代謝異常によって死亡率が高くなる．

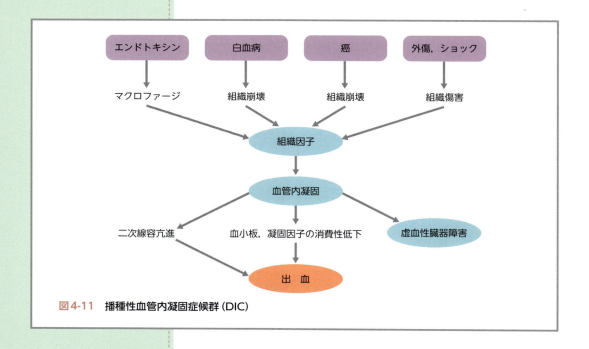

図4-11 播種性血管内凝固症候群（DIC）

■ **脂質異常症**
昔は高脂血症と呼ばれていたが，低HDLコレステロール血症も含むことから2007年に脂質異常症と改められた．診断は，血清LDLコレステロール，血清トリグリセリド，血清HDLコレステロールの値により判断される．

■ **LDLコレステロール**
low density lipoprotein（低比重リポタンパク）中のコレステロールのことで，悪玉コレステロールとも呼ばれている．

■ **泡沫細胞**
マクロファージがコレステロールを貪食し，細胞質内に泡状のコレステロールが過剰に蓄積された状態の細胞．

が動脈硬化症で，動脈硬化症のなかには細動脈硬化や中膜硬化などのタイプもあるが，一般的には**アテローム性動脈硬化症**（**粥状硬化症**）を指す場合が多い．

アテローム性動脈硬化症は，加齢とともに進行し，脂質異常症■や糖尿病，高血圧症，喫煙などの危険因子によって発症が促進される．脂質異常症や糖尿病などで傷害された血管内皮細胞の下に**LDLコレステロール**■が沈着し，コレステロールを処理しようと**マクロファージ**（p.22参照）が血管内皮細胞下に集積してくる．ついでコレステロールを貪食したマクロファージが**泡沫細胞**■となり死んでいくと，血管内皮細胞下に粥状の柔らかい沈着物（プラーク）が蓄積して血管内膜が肥厚してくる．この状態がアテローム性動脈硬化症である．

図4-12に動脈硬化症に伴う血栓形成過程を示した．アテローム性内膜の血管内皮細胞が傷害されて剥がれると，血管内皮細胞下のコラーゲンが露出し，血小板の凝集，凝固系の活性化が起こって血栓が形成される．

ⓒ **血流の異常**　血流の異常，とくにうっ滞が主な原因となって発生する血栓症として，下肢の深部静脈に血栓ができる**深部静脈血栓症**が知られている．前述したエコノミークラス症候群もその一つであるが，血流がうっ滞すると，活性化された凝固因子が

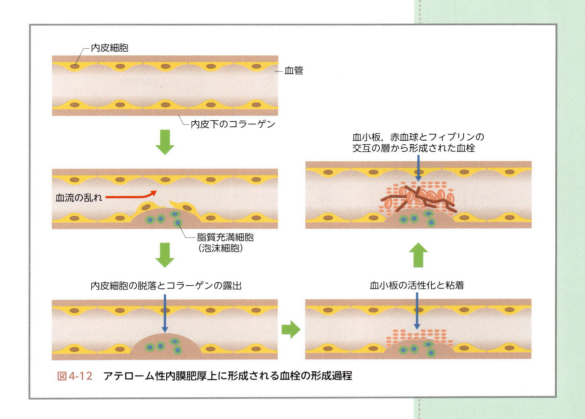

図4-12　アテローム性内膜肥厚上に形成される血栓の形成過程

血流で流されずに濃縮され，図4-10に示した凝固のカスケード反応■が進行して，最終的に**フィブリン**が析出して血栓が形成される．同時に血流のうっ滞は，血管内の酸素分圧の低下による血管内皮細胞の傷害ももたらして，血栓形成を促進している．

2．虚血と梗塞
❶ 虚血とは？

　虚血とは，動脈の内腔が狭くなり，組織への動脈血の供給が不足した状態である．虚という漢字はもともと「むなしい」，「何もない」，「からっぽ」という意味を表現する字であり，虚血とは「血液がない」ことを意味することになる．動脈血が不足すると，酸素と栄養の供給量が不足するため細胞傷害がもたらされる．しかし，内腔がどこまで狭窄すると酸素不足になるのだろうか？　実をいうと，健康なヒトの血液の供給量は，安静時に必要な血液量の約4〜5倍も送っており，安静にしている限りは，酸素不足にはなかなかならないとされている．心臓に酸素と栄養を供給する冠動脈の場合，75％以上狭窄（血管内腔が正常の1/4以下）すると，

■ **カスケード反応**
初発反応が引き金となって，数段階にわたる一連の反応が順次連鎖的に増強される反応形式である．血液凝固や血圧調整，血糖調整などの反応がこの形式をとる．

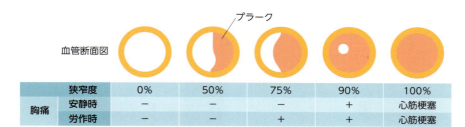

図4-13　冠動脈の狭窄度と狭心症症状
狭心症の症状である胸痛は，75％の狭窄があっても安静時には起きない．高齢者になると，90％の狭窄でも安静時は胸痛がないこともある．また，心筋梗塞は，徐々に狭窄が高度になって，内腔がプラークによって完全閉塞するという意味ではない．100％閉塞する前にプラークの破綻による血栓形成により閉塞する．

労作時（階段の昇り降りや走ったりしたとき）に胸痛を感じるようになる（図4-13）．つまり，アテローム性動脈硬化症の初期状態ではほとんど症状は認められず，かなり進行した状態になって初めて虚血状態になるのである．しかし，この事実の意味することは，「動脈硬化はそれほど恐ろしくない」ということではなく，「動脈硬化症は気づかないうちに進行する恐ろしい病気」ということである．なぜならば，もう一つ重要な事実として，心筋梗塞のような完全閉塞は，図4-13の左から右に順々に進行するわけではなく，狭窄度が低い初期の動脈硬化であっても，血管内皮細胞が障害されると，血栓が突然形成されて血管内腔が閉塞し，心筋梗塞になることがある．実際の症例においても，狭心症症状のない人が，突然心筋梗塞になることのほうが圧倒的に多い．

❷ 梗塞とは？

ほかの動脈との交通のない動脈（終動脈）に血栓ができると，その動脈が支配する末梢領域は血流が遮断され，壊死に陥る．この状態を梗塞と呼ぶ．虚血の場合には，血流不足のために一過性の細胞傷害を起こすが，血流が回復すれば正常に回復する．梗塞を起こしやすいのは，動脈枝同士の吻合がなく，ただちに毛細血管と連なる終動脈であり，心臓や脳に酸素と栄養を供給している冠動脈と脳動脈の閉塞が代表的なものである．心臓や脳は酸素消費量が非常に多く，酸素不足に対してもともと敏感な臓器でもある．

心臓を例として，虚血と梗塞についてもう少し詳しく説明する．アテローム性動脈硬化のために血管内腔が75％以上狭窄すると，運動時に血液量を増加させる余力がないために，末梢の心筋細胞

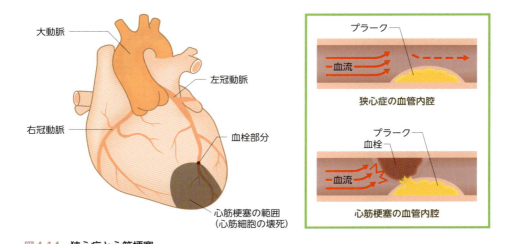

図4-14　狭心症と心筋梗塞
冠動脈（冠状動脈とも呼ぶ）は心臓を 冠 のように覆っている．狭心症の場合，動脈硬化で血管内腔が狭くなっているが，心筋梗塞はさらに血栓ができて閉塞し，詰まった先の血流が途絶え，壊死する．

が酸素不足となって，痛みを引き起こす．これが労作性狭心症と呼ばれている疾患で，症状は一過性で，永久的な傷害は残さない．一方，内皮細胞に傷害が起こると，血栓が形成されて血管が完全に閉塞することで，末梢の心筋細胞は壊死に陥る．この状態を心筋梗塞と呼ぶ（図4-14）．そして，壊死に陥った心筋細胞は線維芽細胞に置き換わっていくため，心臓の収縮能力が低下し，心不全となってしまう．

3．うっ血と浮腫

❶ うっ血

うっ血とは静脈血がうっ滞した状態（流れが悪くなる）を指し，主な原因としては心臓のポンプ機能が損なわれたうっ血性心不全によるものである．全身のうっ滞や肺でのうっ滞がみられる．ほかには，肝硬変時の門脈のうっ血，静脈の狭窄や閉塞によるうっ血などがある．図4-15にうっ血性心不全における循環動態を示したように，動脈側の血流量が少なくなる代わりに，静脈側の血流量が増え，静脈側の血管が拡張した状態になる（p.50の図4-1と比較すると静脈の拡張が著明）．主に右側の心臓にダメージが加わると（右心不全），全身の静脈に血液がうっ滞し，肝臓や脾臓，腎臓などがうっ血のために腫大してくる．また，皮下のむくみや腹水などを認めるようになる．一方，心筋梗塞などで左心不全にな

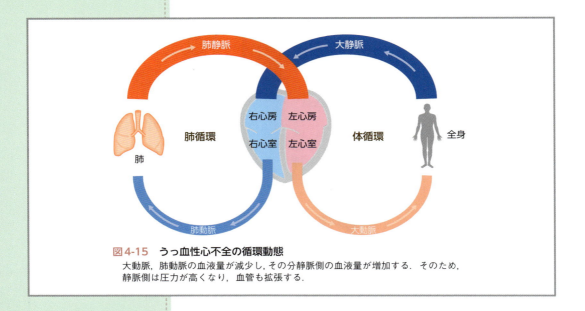

図4-15 うっ血性心不全の循環動態
大動脈，肺動脈の血液量が減少し，その分静脈側の血液量が増加する．そのため，静脈側は圧力が高くなり，血管も拡張する．

ると肺に血液がうっ滞し，肺毛細血管より血管外へ水が漏出して肺水腫になる．時に出血が起こったりする．また，左心から全身へ送り出される血液量が減るため，末梢循環不全となり，チアノーゼ■を認める．

❷ 浮腫

うっ血状態下では，下肢のむくみや肺水腫といった血管外への液体成分の貯留が目立つようになる（浮腫）．うっ血になるとなぜ血管外に体液が貯留するのか？　その機序を考える際には，p.54の図4-5で示した微小循環をまずは理解し，浮腫が発生するメカニズムを図4-16-Aに示した．正常状態では，血管内圧が動脈側では高く，静脈側では低い．また，体液が血管内に移動しようとする膠質浸透圧は，動脈側と静脈側で同じであるため，動脈内圧より低く，静脈内圧より高くなっている．そのため，体液は動脈側では血管外へ移動し，静脈側では血管内に移動する．しかし，うっ血状態下では，うっ血によって静脈内の血液量が増加するため，静脈側の血管内圧が高くなる．膠質浸透圧は変化しないことから，静脈内への体液移動が減少することになる．その結果，血管外に体液が貯留した浮腫状態となる．

うっ血以外に浮腫をきたす状態としては，低タンパク血症があり，そのメカニズムも図4-16-Bに示した．血管内のタンパク濃度が基準値を下回ると，膠質浸透圧（血管内外のタンパク濃度の差）の低下をもたらし，その結果，動脈側では体液がより多く血管外

■ チアノーゼ
血液中の酸素不足のために唇や爪，四肢末端の皮膚などが青紫色になった状態である．循環障害や呼吸不全時などでみられる．普段，肌がピンク色のように見えるのは，鉄が酸化すると赤さびで赤くなるのと同じように，皮膚血管内の赤血球に含まれるヘモグロビン中の鉄が酸素と結合しているからである．チアノーゼでは，酸素と結合しているヘモグロビンが減少し，還元ヘモグロビン（酸素と結合していないヘモグロビン）が増えることで，毛細血管が暗赤色〜紫色になり，皮膚も変色する．

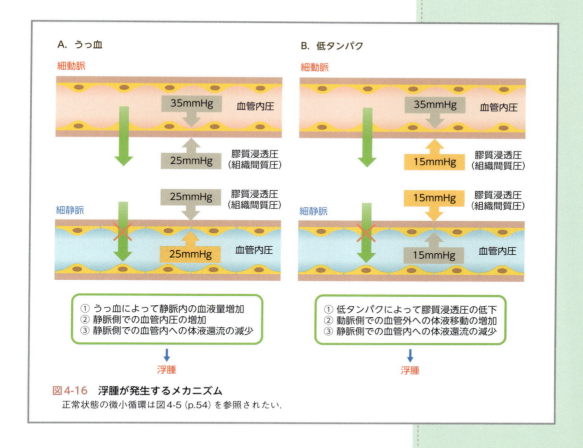

図4-16　浮腫が発生するメカニズム
正常状態の微小循環は図4-5 (p.54) を参照されたい．

に漏れだし，静脈側では血管内への移動が減少する．そして，血管外に大量の体液が貯留し，浮腫状態となる．

体腔内の水の貯留である腹水は，図4-16に示したメカニズムが，腸間膜の血管からの体液の微小循環異常として起こるために生じる．

リンパ系の障害によってリンパ液がうっ滞することでも浮腫状態になる．癌細胞のリンパ管への浸潤によるものや，乳癌の手術の際に，腋窩リンパ節を切除した患者などにリンパ浮腫がみられる．

4. 血圧の異常

❶ ショック

生体への侵襲（生体を傷つけること），あるいは侵襲に対する生体反応の結果，急速に全身性の循環不全状態に陥り，重要臓器の血流量が減少し，臓器の機能不全がもたらされ，生命の危機に至る急性の重篤な病態をショックと呼ぶ．収縮期血圧90mmHg以下の低下を指標とする．しかし，血圧低下がショックそのものではなく，重要臓器における血流低下による臓器の機能低下が本態

である．主な症状としては，血圧低下，無欲・無関心・虚脱（脳血流量の減少），蒼白で湿った皮膚・冷汗（血流低下や交感神経緊張），頻脈■，乏尿■，呼吸促拍■などがある．

ショックは血流量の低下をもたらす原因別に，**循環血液量減少性ショック**，**心原性ショック**，**血液分布異常性ショック**，**心外閉塞・拘束性ショック**の4つに分類される．

ⓐ **循環血液量減少性ショック**　原因としては**出血**や**脱水**による血液量の減少である．広範囲の熱傷や急性膵炎，複雑性イレウスなどによる血管透過性亢進もこの分類に入る．循環血液量の1/3を失うとショック状態に陥る．循環血液量の減少に伴い血圧が低下するが，代償しようと心拍数増加と末梢血管の収縮が起こる．その結果，四肢冷感，頻脈，血圧低下，頻呼吸，皮膚の冷感などの症状を呈する．

ⓑ **心原性ショック**　**心筋梗塞**や**重症不整脈**，**心筋症**など，**心臓自体のポンプ機能の障害**によるショックで，心拍出量の減少が起こり，血圧低下の結果，末梢循環不全を引き起こす．心原性ショックには重症不整脈，右心不全，左心不全の3病態があり，重症不整脈では心筋障害がなくともポンプ機能が低下してショックとなる．心室細動や洞不全症候群，完全房室ブロックは放置すると死亡してしまう危険性の高い不整脈で，緊急処置が必要となる．急性右心不全では，右室から肺循環への拍出ができなくなり，右室拡張期容量と圧が上昇し，中心静脈圧が上昇する．急性左心不全では，左室から大循環への拍出ができなくなり，左室拡張期容量と圧が上昇し，肺動脈楔入圧が上昇する．

ⓒ **血液分布異常性ショック**　感染性（敗血症）や神経原性（血管迷走神経反射や脊髄損傷など），アレルギー（アナフィラキシー）などで起こるショックである．

敗血症に起因する**敗血症性ショック**は緑膿菌（りょくのうきん）などのグラム陰性桿菌（かんきん）の**エンドトキシン**■によって引き起こされる．エンドトキシンが補体■やキニン■，凝固系の活性化を起こし，初期には末梢血管抵抗の低下による相対的循環血液量現象を特徴とし，乳酸アシドーシスや乏尿，意識混濁などの症状が現れる．

神経原性ショックは疼痛や強いストレスなどをきっかけに血管迷走神経反射■によって，心収縮力の低下と徐脈（じょみゃく）■に起因する心拍出量の減少，末梢血管の拡張による血圧低下が起こる．前述の出血によるショックとの鑑別が必要になるが，症状としては血圧低下

■**頻脈**
脈拍が速く，毎分100以上の状態．

■**乏尿**
1日尿量が400 mL以下に減少した状態（通常は1,200〜1,500 mL/日）．

■**呼吸促拍**
呼吸数が増加して，毎分24以上になる状態．頻呼吸とも呼ぶ（通常は毎分12〜20）．

■**エンドトキシン**
細菌のなかには毒素を分泌するものがあり，それをエキソトキシン（外毒素）と呼ぶ．一方，細胞壁中に存在する毒素で，外に分泌されないものをエンドトキシン（内毒素）と呼ぶ．

■**補体**
抗体や貪食細胞によって病原体を捕捉して排除する際に，それを補助する働きをするタンパク．

■**キニン**
炎症時に血液中に産生される，血管拡張作用のあるペプチド．

■**血管迷走神経反射**
迷走神経は，自律神経系の副交感神経に含まれる．自律神経系の突然の失調により心拍数の低下や血管拡張による血圧低下をもたらす．脳への血液循環量も減るため失神などの症状が起こる（血管迷走神経反射性失神）．

■**徐脈**
脈拍が遅く，毎分60以下の状態．

と同時に徐脈を伴い，末梢血管の拡張に伴って四肢末端の皮膚は温かく(**ウォームショック**)，皮膚は乾燥しており，鑑別は難しくはない．採血時や朝礼の際の一過性の失神は，採血の痛みや長時間の立位によるストレスなどが迷走神経の副交感神経■路を刺激して，心臓の動きの抑制や血管の拡張を介して血圧の低下をもたらすことで起きる．また，脊髄損傷などによる器質的神経原性ショックがある．これは交感神経が遮断されているため，血圧が低下しても頻脈などの代償機構は働かず，冷感や冷汗などの症状もない．

アナフィラキシーショック■は薬剤や食物，蜂毒などに対する**Ⅰ型アレルギー**によって発症する．ヒスタミンなどの作用により，呼吸困難や血圧低下，体液漏出，蕁麻疹，痙攣など症状はさまざまで，原因抗原に接触して数分〜30分以内に症状が現れる．またウォームショックを呈し，四肢末端は温かい．

ⓓ **心外閉塞・拘束性ショック** 　　**肺血栓塞栓症**や**心タンポナーデ**■，**緊張性気胸**，**大動脈解離**など，心臓のポンプ機能には異常がなく，心・血管系回路の閉塞や周辺からの圧迫により心拍出量が低下して生じるショックである．心外閉塞・拘束性ショックは，その原因を取り除くことで比較的速やかに重篤なショック状態を脱することが可能で，心タンポナーデでは心囊穿刺あるいは剣状突起下心囊開窓術，緊張性気胸では胸腔穿刺などの措置が必要となる．

❷ 高血圧

血圧が生じるメカニズムについてはすでに触れたが(p.53の**図4-4**参照)．高血圧は，血圧を維持するメカニズムに何らかの異常が起こることで，血圧が持続的に高い状態が続く病態である．高血圧は動脈硬化を促進して，脳卒中や心筋梗塞などの発症リスクとなることから，そのリスクが明らかに高くなる血圧値以上をもって高血圧症と定義することになった．日本高血圧学会では，診察室血圧が**収縮期血圧140mmHg以上**かつ／または**拡張期血圧90mmHg以上**を「**高血圧**」と定義している．さらに，血圧値が正常であっても，より低いほうが合併症の発症率が低くなることがわかっているため，正常域血圧を，正常血圧，正常高値血圧，高値血圧の3群に分類し，高値血圧の人は血圧管理を必要としている(**表4-2**)．

高血圧は，その原因がはっきりしない**本態性高血圧**と呼ばれるものが90〜95％を占めている．慢性腎炎など，高血圧の原因が明らかなものを**二次性高血圧**と呼んでいる．

■ **副交感神経**
自律神経には交感神経と副交感神経があり，そのうち，体がゆったりとしているときに活発になる神経である．食事や睡眠中に活発になる神経なので，心臓に対しては抑制的に血圧や心拍数を下げ，消化管に対しては活発になるように働く．一方，交感神経は，体を活発に動かしたり，興奮しているときに活発になる神経で，血圧や心拍数を上げる働きをする．この自律神経が生命活動に必要な状態を保てるように体のバランスを調整している．

■ **アナフィラキシーショック**
免疫反応は生体を守る反応(phylaxis)であるはずなのに，反対(ana)に生体を死亡させるような反応をもたらすという意味で名付けられた(anaphylaxis)．p.141参照．

■ **心タンポナーデ**
心膜炎など何らかの原因で大量の心膜液が貯留することによって心膜腔内圧が上昇し，心臓が十分に拡張することができない状態を指す．緊急を要する病態で，時にショックに陥る．

表4-2　成人における血圧値の分類

分類	診察室血圧（mmHg）		家庭血圧（mmHg）	
	収縮期血圧	拡張期血圧	収縮期血圧	拡張期血圧
正常血圧	＜120　かつ	＜80	＜115　かつ	＜75
正常高値血圧	120〜129　かつ	＜80	115〜124　かつ	＜75
高値血圧	130〜139　かつ/または	80〜89	125〜134　かつ/または	75〜84
Ⅰ度高血圧	140〜159　かつ/または	90〜99	135〜144　かつ/または	85〜89
Ⅱ度高血圧	160〜179　かつ/または	100〜109	145〜159　かつ/または	90〜99
Ⅲ度高血圧	≧180　かつ/または	≧110	≧160　かつ/または	≧100
（孤立性）収縮期高血圧	≧140　かつ	＜90	≧135　かつ	＜85

（日本高血圧学会：高血圧治療ガイドライン2019）

ⓐ **本態性高血圧**　原因が明瞭ではない本態性高血圧の発症メカニズムに関与すると考えられているものには，遺伝要因と環境要因がある．遺伝要因に関しては，両親が高血圧の場合には子供が高血圧になる確率が50％といわれており，親が高血圧でない場合に比べると明らかに高血圧になる確率が高くなることが知られている．ただし，両親が高血圧だからといって，20代，30代で高血圧と診断されることは少なく，加齢に伴う血管壁の硬化によって徐々に血圧が上昇し，40〜60歳になって初めて高血圧と診断される場合が多い．30代と70代の収縮期血圧の差は男性で約20mmHg程あるといわれている．本態性高血圧症は一つの要因のみが関与するのではなく，遺伝要因に加えて，生活習慣などの環境要因や加齢に伴う血管の弾力性の低下など，複合的要因によって発症すると考えられている．環境要因としては，食塩摂取量の過多や肥満，運動不足，ストレスなどが関与すると考えられる．

ⓑ **高血圧の合併症（心血管病，脳血管障害）発症のリスク要因**
高血圧は，自覚症状に乏しく，健康診断などで指摘されて初めてわかる場合が多い．しかし，高血圧の状態が続くと，動脈硬化の進展を促進し，最終的には心筋梗塞などの心血管病や脳梗塞などの脳血管障害をもたらして，死に至らしめることから「サイレントキラー」と呼ばれている．心血管病を引き起こす高血圧以外のリスク要因としては，**表4-3**に示したように，高齢（65歳以上）であること，男性，喫煙，脂質異常症，肥満，メタボリックシンドローム，若年発症の心血管病の家族歴，糖尿病があげられている．

C 循環障害によって発症する主な疾患と病態

循環障害によって発症する主な疾患と病態を**表4-4**に示した．

表4-3　脳心血管病の高血圧以外の危険因子

高齢（65歳以上）
男性
喫煙
脂質異常症
低HDLコレステロール血症（<40mg/dL）
高LDLコレステロール血症（≧140mg/dL）
高トリグリセリド血症（≧150mg/dL）
肥満（BMI≧25）
メタボリックシンドローム
若年（50歳未満）発症の心血管病の家族歴
糖尿病

（日本高血圧学会：高血圧治療ガイドライン2019より改変）

表4-4　循環障害によって発症する疾患と病態

出血／出血性素因	播種性血管内凝固症候群（DIC） 血友病 特発性血小板減少性紫斑病　など
凝固，虚血，梗塞	虚血性心疾患（狭心症，心筋梗塞） 脳梗塞 エコノミークラス症候群
うっ血	うっ血性心不全 門脈圧亢進症 食道静脈瘤 脾腫 浮腫 腹水
血圧の異常	ショック 高血圧

血圧の基準値とは？

　2014年に日本人間ドック学会が，健康診断での正常と判断する基準範囲を発表した．そして，そのなかで収縮期血圧の上限を147mmHg，拡張期血圧の上限を94mmHgとしたことから，日本高血圧学会の高血圧の基準値（収縮期血圧140mmHg以上かつ／または拡張期血圧90mmHg以上）と異なることが報道され，大きな議論を巻き起こした．日本人間ドック学会では，150万人の健診受診者のうち，一般的な検査に異常がなく，飲酒は1日1合未満，喫煙はしない厳選された健常者15,000人を選択して，それらの人の血圧値から健康と判断できる数値の範囲を決めたものにすぎないとしている．あくまでも健康とされる人の基準値の範囲を決めているに過ぎないのであって，将来，動脈硬化になる可能性などは考慮されてはいない．

　一方，日本高血圧学会の基準値は，この値を超えると心筋梗塞や脳卒中などの血管病発症リスクが高くなる数値をもって決めているため，時間経過という側面を考慮した基準となっている．実は日本人間ドック学会でも，血圧が「異常なし」と判断するのは「収縮期血圧129mmHg以下および拡張期血圧84mmHg以下」であり，日本高血圧学会による"正常高値～高値血圧"の間の範囲を採用しており，高血圧症の基準を変更する意図はないようである．

第5章

代謝異常

学習目標

1. 代謝とはどういうことかを理解する
2. 糖質の代謝経路を理解し，インスリンの働きが低下する糖尿病の病態とその合併症を理解する
3. 脂質の代謝経路を理解し，脂質代謝異常による疾患の発症機序を理解する
4. 核酸の代謝経路を理解し，核酸代謝異常である痛風(つうふう)の病態を理解する
5. タンパクの代謝経路を理解し，タンパク代謝異常による疾患を理解する
6. カルシウムの代謝経路を理解し，カルシウム代謝異常による疾患を理解する

第5章 代謝異常

■ 電解質
水などに溶けると，陽イオン（＋の電気を帯びた原子）と陰イオン（－の電気を帯びた原子）に分かれ（電離），電気伝導性を持つ物質である．ヒトの体は，細胞内液や血漿など約60％は水分である．電解質は，体内の水分量やpHを一定に保ち，神経伝達や心臓の収縮など生命維持に深くかかわっている．主な電解質には，カルシウム，ナトリウム，カリウム，マグネシウム，クロールなどがある．

■ 動的平衡
生体内では，吸収と排泄，合成と分解という互いに逆向きの反応が起こり，常に変化しているが，この逆向きの流れがお互い同じ速度で動くために，総体的には変化しない平衡状態に達していること．

A 代謝とは何か？

　ヒトの体は，水やタンパク，脂質，糖質，電解質などの物質によって形づくられた細胞でできている．細胞を構成している細胞膜やタンパクなどは，同じものがいつまでも使われているわけではない．古くなったタンパクや脂質構造体（細胞膜など）は壊され，新しく合成されたタンパクや脂質構造体に置き換えられて細胞は維持されている．吸収されたグルコース（ブドウ糖）やアミノ酸，脂肪酸の一部は，細胞内でTCAサイクルによって分解されてエネルギー産生に使われる（図5-1）．また，寿命が尽きた細胞は，新しく誕生した細胞に置き換えられて，ヒトの体が維持されている．このように，ヒトの体では，水，タンパク，脂質，糖質，電解質などの物質を吸収，合成，分解，排泄することによって，これらの物質を過不足なく一定量に保つように，常に動的平衡状態がつくられ，生体の恒常性（ホメオスタシス）（p.27参照）が

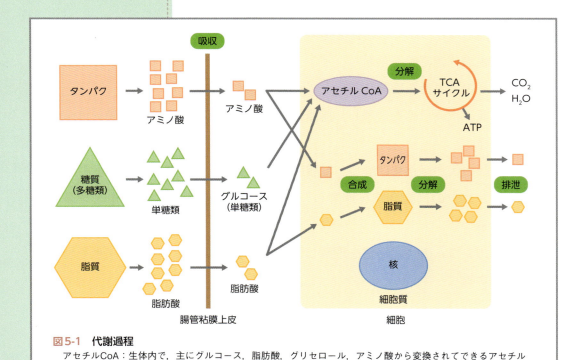

図5-1　代謝過程

アセチルCoA：生体内で，主にグルコース，脂肪酸，グリセロール，アミノ酸から変換されてできるアセチル補酵素Aのことを指す．
TCAサイクル：クエン酸回路とも呼ばれ，呼吸を行うすべての生物にみられる生化学反応で，アセチルCoAがクエン酸回路に入ると，最終的に二酸化炭素と水に分解される．その過程で36個のATPができ，生体のエネルギー源となる．

保たれている．この動的平衡を保つ過程で，タンパクや多糖類などの高分子物質がアミノ酸やグルコースなどの低分子物質に分解されたり，低分子物質から高分子物質を合成するなどの物質の変換が起こっており，これを**物質代謝**と呼んでいる．また，物質代謝の過程では同時にエネルギーの産生や消費が起こっており，これを**エネルギー代謝**と呼んでいる．物質代謝とエネルギー代謝は，同じ化学反応を物質の面からと，エネルギーの面からみた変化としてとらえる呼び方である（図5-2）．それゆえに，物質代謝とエネルギー代謝を一括して**代謝**と呼んでいる．代謝は，**異化**と**同化**の2つに大きく分けられる．

異化は，多糖や脂質，タンパクなどの複雑な構造の物質（高分子量）である**有機物**や**無機物**を，単糖や脂肪酸，アミノ酸などの単純な構造の物質（低分子量）に**分解**して，その過程でエネルギーを得る反応である．

同化は，その逆の過程で，異化で蓄えたエネルギーを消費して，核酸やタンパクなどの複雑な構造の物質を**合成**する反応である．

これらの代謝経路における化学反応には，物質の変換とエネルギーの産生にかかわる**酵素タンパク**が必須であり，化学反応を促進する**触媒**として働いている．健康な生体においては，これらの酵素タンパクの働きが維持されることによって代謝機能も保持されている．

以上のように，**代謝**とは生命活動に必須のエネルギーの産生，成長や恒常性の維持に必要な有機体の合成，不必要になった有機体の分解など生体内の必要不可欠な化学反応の総称である．

■ **有機物**
生物由来の炭素原子（C）を含む物質の総称．有機化合物の略．炭素を含む物質なので，燃えると二酸化炭素（CO_2）が発生する．

■ **無機物**
有機物以外の物質で，水や空気，鉱物などの総称．無機化合物の略．燃えても二酸化炭素が発生しない．

■ **触媒**
特定の化学反応の反応速度を速める物質で，自身は反応の前後で化学変化を受けない．

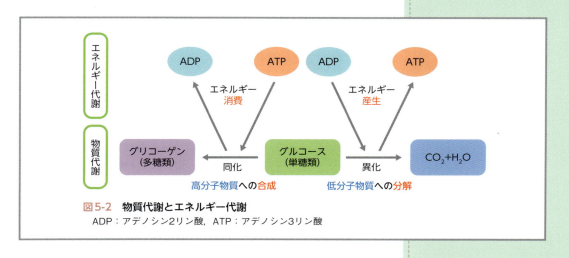

図5-2　物質代謝とエネルギー代謝
ADP：アデノシン2リン酸，ATP：アデノシン3リン酸

B 代謝異常

水やタンパク，脂質，糖質，電解質などを同じ量に保っている動的平衡状態が，何らかの理由で維持できなくなると，代謝異常と呼ばれる病的状態になる．たとえば，膵臓でのインスリン分泌の低下があると，細胞内への糖の輸送がうまくいかず，余った糖が血液中にたまって高血糖状態となる．高血糖になると，尿中にも糖が排泄されるようになる．これが糖尿病と呼ばれる病態で，糖の代謝異常による病気として知られている．このように，各種の代謝に関与するホルモンや酵素の異常によって起こる代謝異常は，糖代謝異常，脂質代謝異常，核酸代謝異常，タンパク代謝異常，カルシウム代謝異常など，代謝される物質の違いによって分類されている．

それぞれの代謝とその異常について解説する．

C 糖代謝と糖代謝異常

1. 糖代謝

糖質は非常に吸収しやすい栄養素であり，食物中の多糖類が分解されてグルコース（ブドウ糖，単糖類の一種）となって腸管より吸収される．腸管より吸収されたグルコースは肝臓や筋肉，脂肪組織に運ばれ，グリコーゲンやトリグリセリド（中性脂肪）に変換されて貯蔵される（図5-3）．吸収されたグルコースの一部は，そのまま全身の細胞でエネルギー産生に使われる．食事と食事の間には，肝臓に蓄えられたグリコーゲンが分解されて，血液中にグルコースとして供給される．

血液中のグルコース（血糖）は，以上の2つの供給源（食物から吸収されたグルコースとグリコーゲンの分解によって得られるグルコース）以外にタンパクや脂質からの糖新生によっても供給されている．また，血液中のグルコース濃度（血糖値）は，インスリン，グルココルチコイド，グルカゴン，アドレナリンなどのホルモンによって調節されている．このなかでもインスリンは，膵臓にあるランゲルハンス島（膵島）のβ細胞で合成される，血糖値の恒常性維持に関与する最重要ホルモンである．主な働き

糖新生
肝臓では，絶食時にアミノ酸やグリセロール（グリセリン）などからグルコースを合成して血中に供給する．

グルココルチコイド
副腎皮質でつくられる糖質コルチコイドと呼ばれるホルモンで，タンパクを糖化して，血糖値を上昇させる．

グルカゴン
膵臓のα細胞でつくられるホルモンで，血糖値を上昇させる．

アドレナリン
副腎髄質でつくられるホルモンで，血糖値を上昇させる．

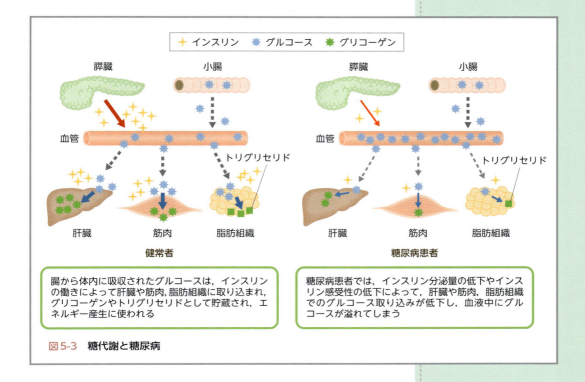

図5-3 糖代謝と糖尿病

は，① 全身の臓器細胞にグルコースを取り込ませる．② 肝臓や筋肉でグリコーゲンへの合成を促進し，分解を抑制する．③ 脂肪組織でトリグリセリドの合成を促進し，分解を抑制することである（図5-3）．インスリン以外のホルモンはグリコーゲンの分解促進や糖新生を介して血糖値を上げる働きをしている．また，ストレス状態下で増加し，ストレスを克服しようと血液中のグルコース濃度を上昇させるため，ストレスホルモンとも呼ばれている．

インスリンの働きによって血液から細胞内に取り込まれたグルコースは，解糖系経路でアセチルCoAに分解され，ついでTCAサイクルによって完全に分解されて水と二酸化炭素に変換される（図5-1）．その過程で合計38個のATP（アデノシン3リン酸）を産出して，エネルギー供給源として貯蔵する．

2. 糖代謝異常―糖尿病

糖代謝異常には，先天性の酵素異常によって起こるガラクトース血症や糖原病などの糖代謝異常症と糖尿病があるが，ここでは頻度の高い糖尿病について解説する．

糖尿病とは，膵臓のインスリンの分泌低下やインスリンに対す

■ 解糖系経路
グルコースを分解して，ピルビン酸や乳酸を生成する代謝経路で，大腸菌からヒトまで多くの動物に保存されている経路．グルコースの分解によって2個のATPができる．

■ ガラクトース血症
ガラクトースを代謝する経路に先天性の障害があるため，体内にガラクトースが大量に蓄積される疾患である．新生児マス・スクリーニングが実施されている．

■ 糖原病
糖原（グリコーゲン）の代謝に関与する酵素の先天異常によって，臓器内のグリコーゲンの量や構造に異常が起きる疾患である．グリコーゲン病とも呼ばれる．

る細胞の反応性の低下などによって，血液中のグルコースが細胞内に運ばれなくなり，血液中のグルコース濃度が高くなっている病態である．前述したように，インスリンの働きは，血液中から各細胞内へのグルコースの運搬を刺激することにある．肝臓や脂肪組織では，細胞内に取り込まれたグルコースはグリコーゲンや脂質（トリグリセリド）に変換されて，栄養のストックとして貯蔵される．ほかの細胞では，解糖系経路とTCAサイクルによってエネルギー（ATP）の産生に用いられる．したがって，糖尿病が体に悪い理由は，血液中のグルコース濃度が上昇することに加えて，全身の細胞のエネルギーが不足することの2つということになる．

　血液中のグルコース濃度が高くなると，何が問題となるのか？一つは，高血糖になると浸透圧が高くなり，細胞内や組織中から血液中に水が引っ張られることがあげられる．その極端な例が，高血糖高浸透圧症候群である．高齢者の2型糖尿病患者に多くみられ，急性感染症や脳血管障害，心血管病，手術などを契機にして，高血糖をきたした場合に発症しやすく，さまざまな程度の意識障害や脱水に伴う多飲・多尿，血圧低下などの症状が出現する．もう一つが，糖のタンパクへの結合（糖化）という問題である．砂糖を湯に溶かすと，べたべたした液体となる．このようにべたべたとくっつきやすくなった糖が，細胞膜表面に存在するさまざまなタンパクに結合すると，タンパクの機能が阻害されて，最終的には細胞の機能も障害される．血糖値が上昇することから，とくに血管内皮細胞の傷害が目立つ．これが血管合併症（糖尿病神経障害や糖尿病網膜症，糖尿病腎症など）に結びつく．

　細胞のエネルギー不足はどのような異常をもたらすのだろうか？糖尿病になると，全身のあらゆる細胞へのグルコース輸送が阻害されることから，すべての細胞のエネルギー不足がもたらされて，細胞は機能障害に陥る．リンパ球のエネルギー不足は当然リンパ球の機能低下をもたらすため，糖尿病患者における免疫機能低下は当然の帰結といえる．

　ほかにも，傷がなかなか治らないなど，術後の創傷治癒の遅れがよく知られている．これも，創傷治癒にかかわる線維芽細胞のエネルギー不足による活動性低下によって説明ができる．

❶ 糖尿病の分類

　ⓐ **1型糖尿病**　　自己免疫などが原因で，膵臓にあるランゲルハンス島のβ細胞が破壊され，インスリン分泌の絶対的不足に陥

る病態で，**インスリン注射**が必要となる．また，自己免疫の存在が証明できない特発性のタイプも存在する（ウイルス説などがあげられているが，確実な証拠に乏しい）．患者の多くは10代で突然発症するが，発症頻度は高くない．1型糖尿病患者は糖尿病全体の5％程度である．インスリン分泌細胞が破壊されるため，インスリンの補充療法が必要となる．若い人の発症が多いため，糖尿病と気づかず高血糖状態が続いたり，治療中の患者であっても，自身の体調などでインスリン注射を減量したり，中断するといったインスリンのマネジメントミスにより**糖尿病ケトアシドーシス**を合併することがある（表5-1）．

ⓑ **2型糖尿病** インスリンの分泌低下とインスリン感受性の低下（インスリン抵抗性）の2つの原因により，血糖値の上昇をきたす病態である．2型糖尿病は，遺伝的要因と生活習慣が絡み合って発症する**生活習慣病**の一つとされる疾患で，糖尿病全体の95％以上を占めている．食事療法や運動療法，インスリンの分泌を促す薬などの投与が治療法となる．高血糖状態が続くと，タンパクへのグルコースの結合（糖化）などによって，インスリン抵抗性の増悪や膵臓のβ細胞のインスリン分泌能がさらに低下したり，β細胞の減少などが起こり，糖尿病がさらに悪化する（表5-1）．

ⓒ **遺伝子異常やほかの疾患に続発する糖尿病** ミトコンドリアの遺伝子異常（ミトコンドリア病）やインスリン受容体形成に関与する遺伝子の異常（インスリン受容体異常症）など，ある特定の遺伝子異常によって糖尿病を発症するものや，慢性膵炎や肝硬変などに合併して発症する糖尿病などがある．

糖尿病ケトアシドーシス
高度のインスリン不足によって，高血糖状態となり，グルコースの代わりにトリグリセリド（中性脂肪）の分解が促進され，脂肪の分解産物であるケトン体が大量につくられる（高ケトン血症）．そして，ケトン体は酸性を示すため，代謝性アシドーシスをきたす急性代謝性合併症である．重度の場合は昏睡状態に陥り，糖尿病性ケトン性昏睡と呼ばれる．

ミトコンドリア病
細胞内にあるミトコンドリアの機能障害でさまざまな臨床症状をとる病態である．ミトコンドリアはエネルギー産生にかかわるため，エネルギー代謝異常の病態をとる．

インスリン受容体
ほぼすべての細胞の細胞膜表面上に存在するインスリンの受容体で，インスリンが結合すると，グルコースの細胞内取り込みを開始するシグナルを伝える．

表5-1　1型糖尿病と2型糖尿病

	1型糖尿病	2型糖尿病
発症機構	膵β細胞への免疫担当細胞（自己免疫性）やウイルス？（特発性）による攻撃・破壊によって膵臓のインスリン分泌能力が極度に低下	膵臓のインスリン分泌能力の低下と，肝臓や筋肉などでのインスリン感受性の低下（インスリン抵抗性）
発症背景	突然発症し，急激に悪化する．遺伝素因や肥満との関連が少ない	遺伝素因，肥満，生活習慣の乱れ，加齢などにより徐々に進行し，発症する
割合と発症時期	糖尿病のうち約5％．10代の小児期に発症が多い	糖尿病のうち約95％．中高年期の発症が多い
治療	インスリン注射	食事療法・運動療法・薬物療法（場合によってはインスリン注射）

  ⓓ **妊娠糖尿病** 妊娠糖尿病は，妊娠時にのみ血糖値が異常となる疾患で，妊娠中に増加するエストロゲンやプロゲステロンなどの性ホルモンがインスリン抵抗性を誘導するために発症する．

❷ 糖尿病の症状

  ⓐ **多飲・多尿** 最も代表的な症状であるが，血糖値が160〜180mg/dL以上になると，腎尿細管ですべての糖を再吸収できず，尿中に糖が排泄されるようになる（尿糖）．このとき，水分も糖に引っ張られて排泄されるため，尿量が増加する（浸透圧利尿■）．尿量が増加すると脱水となるため，のどの渇きを感じるようになり，飲水量が増加する．

  ⓑ **疲れやすい・倦怠感** 細胞内でのエネルギー産生量が減少するため，疲れやすさやだるさを感じやすくなる．

  ⓒ **体重減少** 糖尿病患者は太っていると思われがちだが，糖をエネルギー産生に使えないため，脂肪やタンパクが分解され，進行した糖尿病ではむしろ体重が減少することも多い．

❸ 糖尿病の合併症

  糖尿病そのものの症状は，日常生活を送るうえではあまり障害とならないため，放置されてしまう場合も少なくない．しかし，糖尿病患者の予後を決めるのは，**糖尿病網膜症**や**糖尿病腎症**，**糖尿病神経障害**などの**細小血管症（3大合併症）**とされている．糖尿病治療の目的は，合併症の発症を抑えるように，糖尿病をコントロールすることにある．糖尿病の合併症は，タンパクの糖化が主な原因の一つとされており，主に血管内皮細胞の傷害をもたらす．傷害が細小血管に起こると上記の3大合併症，大血管に起こると動脈硬化症をもたらして**大血管症**（**心筋梗塞**や**脳梗塞**など）を引き起こす．

  ⓐ **糖尿病網膜症** 画像を感知する眼の奥にある網膜には，微小血管が豊富に存在する．そして，糖尿病がうまくコントロールされないと，この微小血管に傷がつき，出血したり詰まったりするために，しだいに血管から新しい血管枝が形成（**血管新生**）されることで，網膜が傷害されてその機能が低下する．最終的には**失明**することもある（図5-4）．

  ⓑ **糖尿病腎症** 腎臓は老廃物を排泄するという重要な働きをしているが，糖尿病では，老廃物を血液中から尿中へ濾過する腎臓の糸球体の小血管が傷害される．その結果，糸球体の濾過機能が低下して，しだいに腎不全となってしまう．腎不全になると，

■ **浸透圧利尿**
浸透圧物質により尿細管内の浸透圧が上昇し，これを等張に保つためナトリウムと水の再吸収が減少し，その結果として尿量が増加すること．

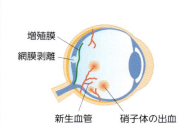
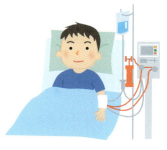
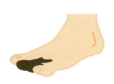

糖尿病網膜症 | 糖尿病腎症 | 糖尿病神経障害

毛細血管に瘤ができ，小出血が始まり，しだいに虚血になると，新生血管が眼球内（硝子体）に伸びていく．この新しい血管はもろいため破れて，硝子体や網膜で出血を起こし，網膜剥離を起こしやすくなる

血液中の老廃物を濾過する腎臓の糸球体の小血管が傷害されると，濾過能が低下し腎不全となる．腎不全に対しては人工透析や腎移植が行われる

細小血管が傷害されると，神経への血液供給が阻害されて末梢神経も傷害される．痛みを感じにくくなっているため，傷に気づかずに壊疽になってしまうこともある

図 5-4 糖尿病の合併症

最終的には**人工透析**か**腎移植**しか治療方法がなくなってしまう（図5-4）．

ⓒ **糖尿病神経障害**　細い血管が障害されて血流が悪くなると，神経細胞への血液の供給が減少してしまうため，自律神経を含む末梢神経障害が最初に出現する．症状としては，発汗異常，立ちくらみ，便通異常，勃起障害などが現れ，しびれや感覚異常なども出現する．時に痛みや熱さを感じなくなるため，傷や火傷を負ったりすると，化膿から**壊疽**に陥ることもある（図5-4）．

D　脂質代謝と脂質代謝異常

1. 脂質代謝

血液中には，**コレステロール**，**リン脂質**，**トリグリセリド（中性脂肪）**，**遊離脂肪酸**の4種類の脂肪が存在する．コレステロールとリン脂質は細胞膜の成分あるいはホルモンや胆汁の構成成分として使われており，トリグリセリドと遊離脂肪酸はエネルギー産生に使われる．皮下脂肪などに蓄積されている脂肪はトリグリセリドである．

血液という液体中に，水と混じりあうことのない脂肪がどのよ

▪ リン脂質
分子構造にリン酸エステル部位を持つ脂質の総称で，脂質2重層を形成して細胞膜の主要な構成成分となる（p.14の図2-3参照）．

第5章 代謝異常

アポリポタンパク

脂質は油であるため，水に溶けることができない．そのため，脂質を血液中に溶かすための特別な輸送系が必要となり，その役割を担うのがアポリポタンパクである．脂質はアポリポタンパクと結合することで可溶性となり，血中を巡ることができる．そして，脂質とアポリポタンパクの複合体をリポタンパクと呼ぶ．

うに存在しているのだろうか？ 水に溶けにくい脂質は，周囲を水に溶ける**アポリポタンパク**とリン脂質などに囲まれている．あたかも，アポリポタンパクとリン脂質でできたバスに，コレステロールやトリグリセリドなどが客として乗っているような状態で血液中を流れている．これらの脂質を乗せたバスを**リポタンパク**と呼んでいる．

脂質を乗せたリポタンパクのバスは，バスに路線があるように，3つの路線で動いている．① 食物から吸収された脂肪をエネルギー源として肝臓や全身に運搬するルート，② 肝臓でつくられた脂肪を全身に配るルート，③ 体内で余った脂肪を回収するルートの3路線を図5-5に示した．

❶ 食物から吸収された脂肪をエネルギー源として運搬するルート

食物中のトリグリセリドが小腸で吸収され，トリグリセリドを85％以上含むリポタンパクがつくられる．このリポタンパクは**カイロミクロン**と呼ばれており，エネルギー源となるトリグリセリドを脂肪組織や骨格筋など全身に運んでいる．トリグリセリドをエネルギー産生に供給して，軽くなったリポタンパクを**カイロ**

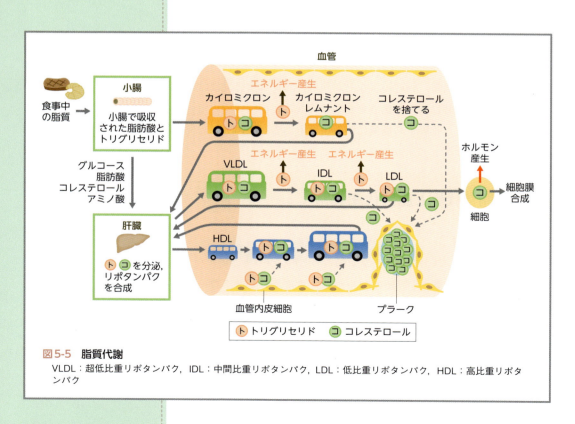

図5-5　脂質代謝
VLDL：超低比重リポタンパク，IDL：中間比重リポタンパク，LDL：低比重リポタンパク，HDL：高比重リポタンパク

ミクロンレムナントと呼ぶ．これは肝臓に運ばれて代謝される．しかし，小腸で吸収されるコレステロール量が多過ぎると，一部が末梢の血管内皮細胞下に捨てられる．

❷ 肝臓でつくられた脂肪を全身に配るルート

肝臓でつくられたトリグリセリドやコレステロールを多く含むリポタンパクが全身に送り出されるが，このリポタンパクは超低比重リポタンパク（VLDL）と呼ばれる．またVLDLは，トリグリセリドがエネルギー産生に使われると，中間比重リポタンパク（IDL）を経て，低比重リポタンパク（LDL）となる．末梢の細胞や肝細胞にはLDL受容体があって，LDLが細胞内に取り込まれ，細胞膜やホルモンを構成する構造脂質として使われる．細胞のLDL受容体が減少したり，肝臓でのLDL産生が増加すると，血液中にLDLが増加し，細胞膜合成に使われなかった一部が末梢の血管内皮細胞下に捨てられる．このLDLコレステロールは，プラーク形成に大きくかかわるため悪玉コレステロールと呼ばれている．

❸ 体内で余った脂肪を回収するルート

体内で余り，利用されない脂肪を回収し再利用するためのタンパクが主体であるリポタンパクが肝臓でつくられる．このリポタンパクは，高比重リポタンパク（HDL）と呼ばれ，動脈硬化部分にたまったコレステロールを抜き取ったり，種々の組織などで余った脂肪やタンパクを受け取って肝臓へ戻したりする．そのため，このHDLコレステロールは，善玉コレステロールと呼ばれている．

2. 脂質代謝異常

❶ 脂肪肝

食事で摂取した脂肪（80％以上がトリグリセリド）は，小腸よりカイロミクロンのなかに含まれ，エネルギー源として肝臓や脂肪組織，心臓，筋肉組織に運ばれる．脂肪摂取量が多ければ，肝臓や脂肪組織に運ばれるトリグリセリド量が増加し，皮下脂肪の増大や肝細胞内へのトリグリセリドの蓄積が起こる．これらのトリグリセリドの蓄積は，食事が取れなくなったときのための備えであるが，高度にトリグリセリドが蓄積した肝臓は，脂肪肝と呼ばれ，黄色く腫大してくる．脂肪肝の定義は，肝細胞の30％以上に脂肪空胞が認められる状態とされている．

■ VLDL
very low density lipoproteinの略．

■ IDL
intermediate density lipoproteinの略．

■ LDL
low density lipoproteinの略．

■ HDL
high density lipoproteinの略．

■ 脂肪空胞
脂肪肝になると，肝細胞内に脂肪滴が溜まるようになる．肝臓の組織を一部とって，顕微鏡などで調べるためには，見やすくするために染色を行う．染色時にはアルコール固定するため，脂肪が溶けてしまう．そのため，染色後の脂肪滴は空胞としてみえるので，脂肪空胞と呼ぶ．

脂肪肝の代表例—フォアグラ

　フランス料理の高級食材として知られているフォアグラは，ガチョウやアヒルに多量の餌を強制的に与えることで，肝臓を肥大させてつくられている．強制給餌を行うため，動物愛護の観点から生産や販売を制限しようとする動きもある．フランスでは伝統食材として珍重され，クリスマス料理としても食べられている．
　写真のように白く変色した肝臓で，一目で脂肪肝とわかる．

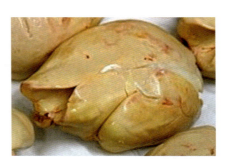

表5-2　脂肪肝の原因

脂肪酸が肝臓に過剰に入る	過食 肥満 アルコールの過剰摂取
脂肪酸が肝臓から出ていかない	飢餓 薬物（ある種の抗菌薬） 妊娠

　栄養の過剰摂取以外にも，**アルコール**の過剰摂取や一部の薬剤，**飢餓**などでも脂肪肝が発症する．アルコールは肝臓で分解されるが，その際に一部が脂肪酸となる．脂肪酸からトリグリセリドが合成されるため，アルコールの過剰摂取はトリグリセリドの肝臓への蓄積をもたらす．また飢餓状態では，肝臓のトリグリセリドをLDLに結合して運ぶことができないため，肝臓にトリグリセリドが蓄積することになる（**表5-2**）．

❷ 脂質異常症（高脂血症）

　脂質異常症（高脂血症）とは，食事から体内に吸収される脂質の量が多くなったり，体内での脂質の代謝がうまくいかなくなるなどが原因で，血液中のLDLコレステロールやトリグリセリドが多くなりすぎた状態，またはHDLコレステロールが少ない状態

表5-3 脂質異常症の診断基準（空腹時採血）

LDLコレステロール	140 mg/dL以上	高LDLコレステロール血症
	120～139 mg/dL	境界域高LDLコレステロール血症
HDLコレステロール	40 mg/dL未満	低HDLコレステロール血症
トリグリセリド	150 mg/dL以上	高トリグリセリド血症
Non-HDLコレステロール	170 mg/dL以上	高non-HDLコレステロール血症
	150～169 mg/dL	境界域高non-HDLコレステロール血症

Non-HDLコレステロール（総コレステロール－HDLコレステロール）はトリグリセリド400 mg/dL以上や食後採血の場合に使用する．
（日本動脈硬化学会編：動脈硬化性疾患予防ガイドライン2017年版, p.26, 2017より改変）

になることを指す．なお，脂質異常症は，以前は高脂血症と呼ばれていた．しかし，HDLコレステロールは少なくなると異常と判断されるため，2007年より高脂血症は脂質異常症という病名に変わった．

脂質異常症には，遺伝や生活習慣の乱れによって発症する**原発性脂質異常症**と，ある種の疾患や薬のために発症する**続発性（二次性）脂質異常症**が含まれるが，80％以上は生活習慣に関連して発症する脂質異常症である．食物には，コレステロールを多く含むものもあれば，体内でコレステロールを増加させたり，低下させたりするものもある．体内のコレステロールの約70％は食事からの摂取ではなく，体内で合成されたものとされており，コレステロールを多く含む食品よりも体内でコレステロールを増加させる食品の摂取のほうが脂質異常症の原因となることが多い．

日本動脈硬化学会による脂質異常症の診断基準を表5-3に示した．

❸ 肥満

肥満には2つのタイプがある．①遺伝的に肥満になりやすい体質を受け継いでいることを基礎に，食べ過ぎや運動不足などが加わって発症する肥満（**原発性肥満**），②ホルモンの異常などの疾患に伴って発症する肥満（**二次性肥満**）がある．ほとんどの肥満は原発性肥満で，生活習慣の乱れが原因と考えられる．

日本肥満学会の診断基準によると，BMI ≧25で11の肥満関連疾患（耐糖能障害，脂質異常症，高血圧，高尿酸血症・痛風，冠動脈疾患，脳梗塞，脂肪肝，月経異常および妊娠合併症，睡眠時無呼吸症候群・肥満低換気症候群，整形外科的疾患，肥満関連腎臓病）のうち1つ以上を合併するか，またはBMI ≧25かつCTで測

BMI
body mass indexの略，肥満度を表す体格指数のこと．
BMI＝体重(kg)÷[身長(m)]^2
22が標準とされる（25以上は肥満）．

定した内臓脂肪面積が≧100cm²を有する場合を**肥満症**と定義している．肥満症の治療の原則は，適切な食事摂取量の維持と運動療法を行うことが基本となる．

❹ 動脈硬化症

動脈硬化症には，比較的太い動脈に起こる**アテローム性動脈硬化症**(**粥状硬化症**)と細い動脈に起こる**細動脈硬化症**の2つがある．

アテローム性動脈硬化症は，高血圧症や糖尿病などによって血管内皮細胞が傷害されることにより，血管内皮細胞下に血液中のLDLが入り込み，活性酸素により酸化されたLDLが蓄積することから始まる．この**酸化LDL**を処理するために血液中の単球も内皮細胞下に入り込み，**マクロファージ**となって酸化LDLを貪食して，泡沫細胞となって死んでいく．その結果，内皮細胞下の酸化LDLに含まれていたコレステロールが，お粥のような柔らかい沈着物として蓄積して，しだいに動脈の内膜が厚くなっていく．このような血管にできた瘤を**プラーク**(**粥腫**)(p.10参照)と呼び，プラークができた血管の状態をアテローム性動脈硬化(粥状動脈硬化)と呼ぶ．プラークが破綻して，血管内皮細胞下のコラーゲンが露出すると，**血栓**が形成される(図5-6)．

細動脈硬化症は，血管壁の老化による弾力性の喪失によって起

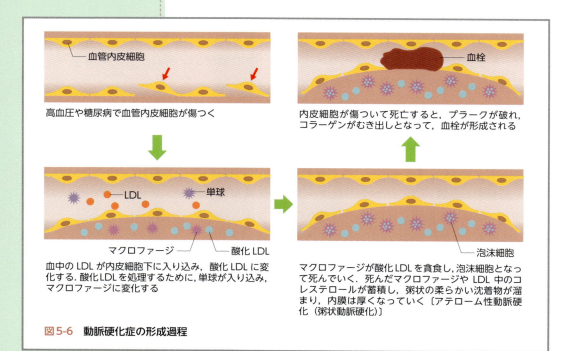

図5-6　動脈硬化症の形成過程

こる．血圧が高いときに脳の細い動脈が破裂しやすくなり，脳出血をきたすことがあるが，この原因が細動脈硬化症とされている．

❺ メタボリックシンドローム

肥満症とメタボリックシンドロームの両方とも，体に脂肪が過剰に溜まる「肥満」による病気を予防しようとする考え方に基づいてつくられた疾患概念であるが，メタボリックシンドロームは，心筋梗塞や脳卒中などの動脈硬化性疾患の予防に焦点を当て，リスクがより高い**内臓脂肪型肥満**を中心に据えた疾患概念を指す．2005年にメタボリックシンドロームの診断基準が設定され，ウエスト周囲径（臍の高さの腹囲）が**男性85cm，女性90cm**以上を必須条件に，**高値血圧・耐糖能障害・脂質代謝異常**の3つのうち2つ以上当てはまるものをメタボリックシンドロームと診断することになっている．

メタボリックシンドロームの病態形成のメカニズムの一つは，蓄積した内臓脂肪のために血液中のトリグリセリド（中性脂肪）とLDLコレステロールの増加とHDLコレステロールの低下をもたらし，**動脈硬化**を引き起こすことにある．もう一つのメカニズムは，脂肪細胞の肥大・増殖によってもたらされる**アディポサイトカイン**の分泌異常にある．アディポサイトカインは，脂肪細胞から分泌され，脂質代謝や糖代謝を円滑にする働きを持つ生理活性物質であり，レプチン，アディポネクチン，TNF-α，アンジオテンシノーゲンなどがある．たとえば，内臓脂肪が過剰に蓄積すると，レプチンが過剰に分泌され，満腹中枢がレプチン抵抗性となって，さらに内臓脂肪が蓄積する．また，アディポネクチンの分泌が減少し，動脈硬化の進行が促進され，インスリン抵抗性が誘導されて糖尿病の悪化をもたらす．アディポサイトカインは，このように動脈硬化を促進し，糖尿病・高血圧症・脂質異常症の悪化をもたらす要因となる．

E 核酸代謝と核酸代謝異常

細胞内にはDNA（デオキシリボ核酸）やRNA（リボ核酸）と呼ばれる，タンパクの生合成や生物の遺伝に関与する核酸が存在する．DNAは細胞核の**染色体**に存在し，**遺伝子**の本体である．RNAはDNAの設計図のもと，タンパクを生合成する働き手となっ

DNA
deoxyribonucleic acidの略．

RNA
ribonucleic acidの略．

column
痛風に罹るのはヒトだけか？

ヒトやチンパンジー，ゴリラなどのヒト上科は尿酸を核酸の分解による最終産物としている．その理由は，ヒト上科の共通祖先が進化してくる過程で，尿酸オキシダーゼ活性が消失したためと推定されている．尿酸オキシダーゼは，尿酸をアラントインに分解するために必要な酵素であるが，ヒト上科ではその遺伝子を持っているにもかかわらず，突然変異により機能してはいない．それではなぜ突然変異が起きたのだろうか？ 実は，尿酸は抗酸化物質としての活性を持つため，ヒト上科を含むサルですでに失われたビタミンC合成能力の喪失を補えるからと考えられている．言ってみれば，抗酸化作用の強いビタミンCの代わりとして尿酸が働いているのである．しかし，尿酸と比べ，より安全なアラントインに分解できなくなったために，尿酸が体内に蓄積，結晶化して関節に析出することで痛風発作を誘発することになってしまった．

それではヒト上科だけが痛風になるのかというと，アメリカ（シカゴ）のフィールド自然史博物館にある「スー」と名付けられたティラノサウルスの化石には右手の指の骨に痛風にかかっていた痕跡が認められるという．ティラノサウルスの痛風の原因は明確ではないが，プリン体の多い肉の食べ過ぎが原因でないかという仮説が立てられている．ちなみに，ヒト上科や鳥類，陸性爬虫類がプリン体を尿酸までしか分解できず，痛風に罹る生物といえる．

ている．DNAとRNAは，塩基・糖・リン酸がつながった形で構成される（ヌクレオチド）．このなかの塩基はそれぞれ4種で構成される．DNAの塩基は**アデニン（A）**，**グアニン（G）**，**シトシン（C）**，**チミン（T）**で構成され，RNAはアデニン（A），グアニン（G），シトシン（C），**ウラシル（U）**で構成される．また，構造の骨格からプリン塩基（A，G）とピリミジン塩基（C，T，U）に分けられる．

変性した核酸や使用済みの核酸は分解されるが，**プリン体**（プリン骨格と呼ばれる共通の構造を有する化合物の総称）は**キサンチンオキシダーゼ**によって分解されると**尿酸**になる．また，尿酸は水に溶けにくいため，その値が高くなりやすく，血中尿酸値が7mg/dLを超えると**高尿酸血症**と診断される．この状態が続くと，関節や皮下に結晶として析出する．関節腔内に析出すると，激しい痛みが出現し，**痛風**（つうふう）と呼ばれる．足の親指の付け根などで起きやすい（図5-7）．皮膚下に析出すると結節を形成し，**痛風結節**と呼ばれる（痛みは伴わない）．

キサンチンオキシダーゼ
プリン体は生体内で利用された後，代謝されて尿酸となるが，この段階で働いている主な酵素がこのキサンチンオキシダーゼである．

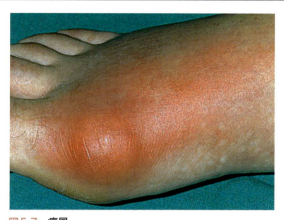

図5-7　痛風
痛風による，足の親指付け根の腫脹・発赤・疼痛．この部分での発症が最も多い．

F　タンパク代謝とタンパク代謝異常

1．タンパク代謝

　タンパクは，細胞や組織の主要な構成成分であり，20種類のアミノ酸からできている．また，タンパクは体の約20％を占めており，水分の60％についで多い．機能的にもきわめて重要な役割を担っており，その働きは，生体内の化学反応，臓器や組織の支持，免疫防御反応，運動や刺激伝達，細胞の増殖・分化など多彩である．タンパクは脂質のようには体内に貯蔵できず，常に新しいものと入れ替わっている．消化管から吸収されたアミノ酸は門脈を通って肝臓に入り，さまざまなタンパクの合成に使われ，一部はほかのアミノ酸の生成に使われる．細胞に運ばれたアミノ酸は，細胞内でタンパク合成に使われる．タンパクは，その代謝物であるアンモニアが肝臓で尿素に変換されて，尿中に排泄される．骨格筋は，筋タンパクを血漿アミノ酸より合成する．筋肉はタンパクの重要な貯蔵源でもある．大手術や重度外傷，熱傷などの高度な侵襲が生体に加わると，全身のタンパク合成もタンパク分解も亢進するが，分解のほうが合成よりも亢進するため，筋肉量の減少，内臓タンパクの減少，免疫能の低下，創傷治癒の遅延などの生体のさまざまな適応反応の障害がもたらされる．

　タンパク代謝異常の結果としてもたらされる代表的疾患とし

て，低タンパク血症とアミロイドーシスが知られており，以下に解説する．

2. タンパク代謝異常
❶ 低タンパク血症
　低タンパク血症は，血漿タンパク（主にアルブミン）濃度の減少した状態で，タンパクの摂取，吸収，合成，分解のいずれかの障害で起きる．原因としては，肝硬変によるタンパク合成能の低下，悪液質によるタンパクの崩壊，ネフローゼ症候群による尿中タンパクの喪失などがあげられる．浮腫や貧血，易感染性など臨床的諸問題を生じる．低タンパクによる浮腫のメカニズムは図4-16-B（p.69）を参照されたい．

❷ アミロイドーシス
　アミロイドーシスは，水に不溶性の線維性タンパクであるアミロイドが限局性あるいは全身性に臓器に沈着し，臓器障害をきたす予後不良の疾患である．アミロイドはコンゴレッド染色で赤く染まる好酸性の線維であるため，診断の際には腎臓などの生検が行われる．

　限局性アミロイドーシスの代表的疾患は，脳アミロイドーシスの過半数を占めるアルツハイマー病とプリオンタンパクが沈着するプリオン病である．

　全身性アミロイドーシスは，免疫グロブリン性アミロイドーシスや関節リウマチなどの慢性炎症性疾患に続発する続発性アミロイドーシス，家族性アミロイドポリニューロパチー，透析アミロイドーシス，老人性全身性アミロイドーシスなどがある．免疫グロブリン性アミロイドーシスは，従来の原発性アミロイドーシスと骨髄腫随伴性アミロイドーシスが含まれており，免疫グロブリンの軽鎖が沈着している．続発性アミロイドーシスでは，アミロイドAタンパクが沈着している．家族性アミロイドーシスでは，変異トランスサイレチンなどが沈着している．透析アミロイドーシスでは，β_2ミクログロブリンが沈着している．免疫グロブリン性や続発性アミロイドーシスは，全身の血管壁や実質臓器に沈着し，臓器障害をもたらす．とくに心臓と腎臓への沈着は，心不全や腎不全をもたらし，生命予後を決定する．

悪液質
カヘキシーとも呼ぶ．慢性疾患の経過中，とりわけ末期に起こる複合的代謝異常の症候群で，筋肉量の減少を特徴とする病的な全身の衰弱状態を指す．体重減少や全身臓器の機能低下，浮腫，貧血による皮膚の蒼白などの症状を呈する．癌による悪液質の場合は，癌性悪液質と呼ぶ．

G　カルシウム代謝とカルシウム代謝異常

1. カルシウム代謝

　カルシウムは，筋収縮や神経伝達，ホルモンの放出，血液凝固などの正常な機能を遂行するために必須な**電解質**（p.76参照）である．通常，静的状態にある細胞内のカルシウム濃度は血漿中の1/1,000以下に維持されており，細胞の活性化が起こるときに，細胞内小器官から放出されたり，細胞外から流入したりして一過性のカルシウム濃度上昇が起こる．この一過性カルシウム濃度上昇が細胞を活性化し，筋肉細胞であれば筋収縮をもたらし，ホルモン分泌細胞であればホルモン分泌をもたらす．

　体内のカルシウム量は，食事からの摂取，消化管からの吸収，腎臓での排泄（尿）によって調節されており，一定量に維持されている．血清カルシウム濃度の基準値は8.5〜10.0 mg/dLという狭い範囲にあり，その約半分はアルブミンなどのタンパクと結合しており，残りの半分はイオン化カルシウムとして存在している．カルシウムの働きは，細胞内に移動してシグナルを伝えることにあるが，タンパクに結合したカルシウムは細胞内に移動できないため，移動が可能なイオン化したカルシウムが細胞に対する活性を示す．現在のカルシウム濃度の検査方法では，タンパク結合カルシウムとイオン化カルシウムを別々に測定していないため，タンパク結合カルシウムとイオン化カルシウムの割合が変わらないとの前提のもとに，総カルシウム濃度からカルシウムの充足／不足を判断していることになる．

❶ カルシウム代謝の調節機構

　カルシウムの血漿中濃度は，主に**副甲状腺ホルモン（PTH）**と**活性型ビタミンD**によって調節され，程度は低いが**カルシトニン**によっても調節されている．血漿中カルシウム濃度が低下すると，副甲状腺よりPTHが分泌され，骨からのカルシウム溶出を増加させて血漿中カルシウム濃度を上昇させる．骨からの溶出以外にも，腎臓の尿細管でのカルシウムの再吸収や腸管からの吸収も増加させて血漿中カルシウム濃度を上昇させる．血漿中カルシウム濃度が上昇すると，PTHの分泌が抑制されてカルシウム濃度が一定に維持される（**図5-8**）．

　活性型ビタミンDは，食事から吸収されたり，日光に刺激され

■ PTH
parathyroid hormoneの略，パラソルモンとも呼ばれる．

■ カルシトニン
甲状腺から分泌されるペプチドホルモンで，カルシウムを骨に沈着させるように働く．

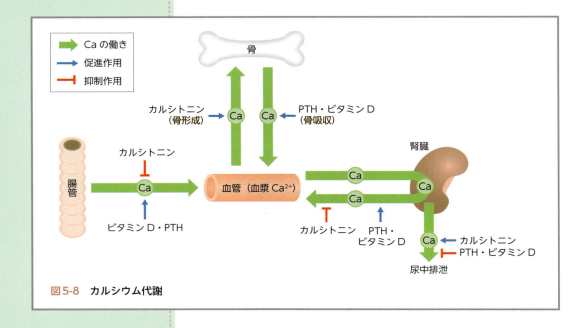

図5-8 カルシウム代謝

た皮膚で生合成されるプロビタミンD（ビタミンDの前駆体）が腎臓と肝臓で活性化されてつくられる．活性型ビタミンDは，主に腸管からのカルシウム吸収を増加させることで血漿中カルシウム濃度の上昇に働く．したがって，ビタミンDの欠乏は生体内でのカルシウム不足を招いて，骨軟化症やくる病などをもたらす．また，活性型ビタミンDは，骨からカルシウムが溶出する際もPTHと共同して働き，血漿中カルシウム濃度の上昇をもたらす．一方，カルシウム濃度の異常上昇は，甲状腺からのカルシトニン分泌をもたらし，PTHと反対の作用によって，カルシウム濃度の低下をもたらす（図5-8）．

2. カルシウム代謝異常

❶ 高カルシウム血症

　高カルシウム血症とは，血清カルシウム濃度が基準値の上限を超える状態を指す．原因としては，癌の骨転移，多発性骨髄腫，副甲状腺機能亢進症，ビタミンD過剰症などがある．入院している患者の高カルシウム血症の原因としては，癌が最も一般的である．骨転移によって骨吸収が亢進して高カルシウム血症を呈する場合が多い．骨転移なしで高カルシウム血症を呈する場合もあるが，その場合には癌による副甲状腺ホルモン関連タンパクの産生によって，副甲状腺機能亢進症と同様の異常を呈していることが

■ 骨軟化症
骨組織へのカルシウム沈着障害をきたす疾患群で，骨の軟化など骨の形成異常を示す．ビタミンDの代謝異常によるものが多い．小児発症でくる病と呼ぶ．

■ くる病
日光曝露不足により，活性型ビタミンDが生合成されないために起こる小児の骨形成異常．

多い．

　軽度の高カルシウム血症では，無症状のことが多く，検査で指摘されて初めて気づく場合が多い．高カルシウム血症が長く続くと，便秘や食欲不振，悪心・嘔吐，腹痛などの症状が出現する．また，腎結石が合併することもある．高カルシウム血症に伴うカルシウム沈着を**転移性石灰化**と呼ぶ．中等度以上の高カルシウム血症（12mg/dL以上）になると，上記症状のほか，血漿中カルシウム濃度が上昇するにしたがって，情緒不安定，錯乱■，せん妄■，昏迷■，昏睡■などの精神症状を呈するようになる．

❷ 低カルシウム血症

　低カルシウム血症とは，血清カルシウム濃度が基準値の下限を下回る状態を指す．原因としては，**副甲状腺機能低下症，ビタミンD欠乏症，腎障害**などがある．低カルシウム血症は無症候性であることが多いが，神経の易興奮性をもたらして，**テタニー**■が認められることがある．

H　代謝異常によって発症する主な疾患

　代謝異常によって発症する代表的疾患を表5-4に示した．代謝異常は，全身の細胞の物質代謝とエネルギー代謝に異常が起こるため，一部の臓器障害にとどまらず，全身にさまざまな症状をもたらすことになる．

表5-4　代謝異常によって発症する疾患

糖代謝異常	糖尿病
脂質代謝異常	脂質異常症，脂肪肝，肥満，動脈硬化症
核酸代謝異常	高尿酸血症（痛風）
タンパク代謝異常	低タンパク血症，アミロイドーシス
カルシウム代謝異常	高カルシウム血症，低カルシウム血症

■ **錯乱**
思考や話，行動にまとまりを欠く状態．

■ **せん妄**
錯覚や幻覚，不安，軽度の意識障害を伴う状態．

■ **昏迷**
意識がはっきりしているにもかかわらず，体が動かず，刺激にも反応せず，一見すると重篤な意識障害にみられかねない状態．

■ **昏睡**
意識障害のなかで最も重篤であり自発運動が全くなく，外部からの刺激にも無反応な状態．

■ **テタニー**
意識を失うことなく，主に四肢の筋肉が強い拘縮を起こして，手足の特徴的な屈曲位を呈するのが特徴である．重症の場合には，喉頭筋や全身の筋肉に及ぶ．

第 6 章

老　化

学習目標

1. 老化とはどういうことかを理解する
2. 多細胞生物のさまざまな機能を持つ細胞が寿命を持つメカニズムを理解する
3. 正常細胞に分裂能の限界があることと，そのメカニズムを理解する
4. 細胞の老化が個体の老化をもたらすことを理解する
5. 各種臓器の老化に伴う変化を理解する

A 老化とは何か?

　今から100年前の平均寿命は，男女ともに44歳くらいであった．しかし今日では，平均寿命は飛躍的に延び，男性は81歳，女性は87歳くらいまで生きられると予測されている．このように平均寿命は延びたが，ヒトが生きることのできる最高年齢（最長寿命）は，記録が保存されるようになってからほとんど変化していない．最良の遺伝子構造を持ち，最高の医療ケアを受けたとしても，125歳を超えてまでは今のところ生きられない．つまりヒトは必ず老化して最終的には死に至るのである．

　日本では，2030年には65歳以上の高齢者が約31％を占めるようになると予測されている．高齢者の増加は，労働人口の減少とともに，経済や社会の発展にマイナスに働き，疾病を抱える人の増加をもたらし，医療費の増大に伴う社会保障の破綻さえ招く可能性がある．高齢になるに従って，病気の発症が増加することはよく知られた事実であり，そのメカニズムを理解することが，老化に伴う疾患の治療やケアにとって重要なことである．

　ヒトは誕生後，成長，発達，成熟，老化というプロセスの後に死を迎えることになる．老化とは，一般的に成熟した後に始まる生理機能の衰退を意味し，日常生活を送るうえで従来可能であった能力が徐々に失われていくこととして認識される．時間の過ぎ去るスピードはすべてのヒトで同じであり，生年月日が同じ人は同じスピードで年齢を重ねていき，常に暦年齢は同じである．しかし，ヒトによって成長や成熟のスピードに違いがあるように，老化のスピードにも個人差があり，日常生活を送るうえでの能力が暦年齢と同じように失われていくわけではない（図6-1）．肥満を避け，適度な運動をし，タバコは吸わず，アルコールも節制するなどライフスタイルの改善に努めれば，歳はとっても元気でいられる可能性が高く，逆に糖尿病や高血圧症などの生活習慣病に罹患すると，老化はより速いスピードで進行する可能性が高い．したがって，90歳になっても元気に働いている人もいれば，70歳で歩行もできなくなり，認知症で外出ができないような人もいる．その意味では，「老化」＝「加齢」ということではない．

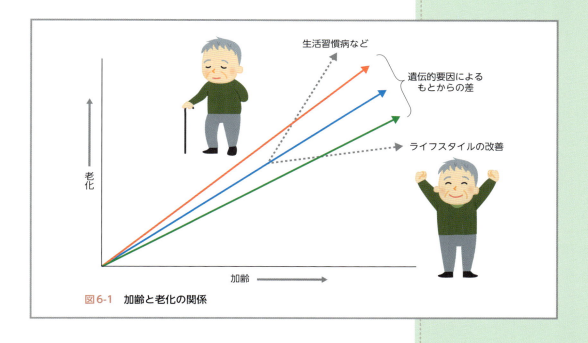

図6-1 加齢と老化の関係

B 細胞の老化と個体の老化

1. 不老不死の単細胞生物と寿命のある多細胞生物

　地球上に最初に誕生した生命体は，海のなかに含まれていたタンパクと遺伝情報を細胞膜で囲んだ**単細胞生物**であった．この単細胞生物が分裂する際には，DNAに変異が入らない限り同じものを2個誕生させるため，そのまま個体数の増加につながる．このように単細胞生物の場合には，何度増殖を繰り返しても同じ細胞がクローンのように増えていくことになる．たとえ1個の細胞が死んだとしても，同じ細胞が残されているため，生命体としては不老不死ということになる．

　一方，ヒトの体は60兆個もの細胞からできている**多細胞生物**である．多種類の異なる機能を持つ細胞からなり，多数の臓器で構成されている．また，1つの臓器をとっても，機能の異なる多数の細胞で構成されている．ヒトの体を構成するすべての細胞は，同じDNA，遺伝子を保有しているが，すべての細胞がすべての遺伝子を活性化させているわけではない．ある特殊な機能を果たす細胞に成熟していく過程（分化）では，2万数千個の遺伝子のうち，その特殊な機能に必要な機能遺伝子だけをスイッチオンにし，ほかの遺伝子はオンにならないようにシャットダウンしてい

単細胞生物
1個の細胞で構成される生物の総称．細菌や原生動物（アメーバやゾウリムシなど），下等な藻類などがそれにあたる．

多細胞生物
多数の分化した細胞が集まり，一個体を構成する生物の総称．

第6章 老化

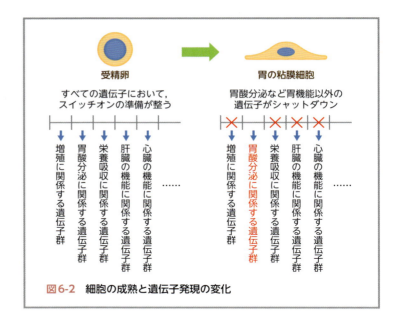

図6-2 細胞の成熟と遺伝子発現の変化

る（図6-2）。その結果，増殖関連遺伝子や遺伝子修復のための遺伝子さえ発現しなくなっている。この現象は，臓器を構成する大部分の特殊機能細胞が増殖能や長生きに必要な機能さえ犠牲にしているということを意味している。そのため，各臓器の特殊機能細胞には限られた寿命という制限がつくようになり，好中球にいたっては約半日の寿命しか持てなくなってしまった。脳を構成する神経細胞や心臓の心筋細胞などは，毎日一部の細胞が死滅していくものの，大部分の細胞が個体の寿命と同じ80年くらいの長い寿命を持っている。しかし長い寿命とはいえ，脳の神経細胞や心筋細胞は単細胞生物のような不老不死のシステムを持っているわけではない。つまり「長い・短い」の差はあるが，多細胞生物であるヒトの体の細胞には寿命があり，いずれ老化して死に至る。

多細胞生物は，機能分化した各種の細胞を用意することで，さまざまな能力を最大限に発揮して効率よく生きる術を手に入れることができたが，不老不死という単細胞生物の持つ能力を失わざるを得なかったのである。その代わりに，オスとメスの生殖細胞の融合で次世代を誕生させ，遺伝子の継続性を図るという方法を生み出すこととなった。この方法によって，2つの個体の遺伝子が混ざり合った個体を誕生させることが可能になり，単細胞生物では得ることのできない遺伝子の多様性を獲得し，生物の多様性がより拡大していった。

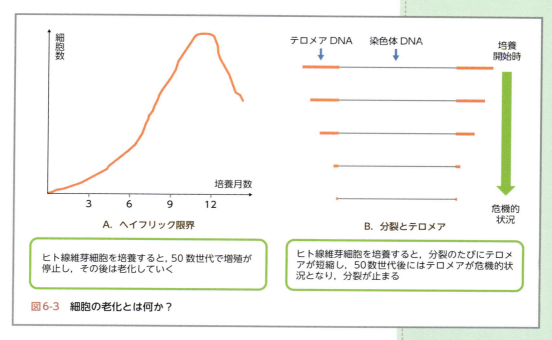

図6-3 細胞の老化とは何か？

A. ヘイフリック限界
ヒト線維芽細胞を培養すると，50数世代で増殖が停止し，その後は老化していく

B. 分裂とテロメア
ヒト線維芽細胞を培養すると，分裂のたびにテロメアが短縮し，50数世代後にはテロメアが危機的状況となり，分裂が止まる

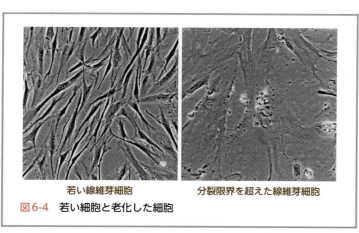

図6-4 若い細胞と老化した細胞

2. 細胞の老化

　正常細胞は分裂を繰り返して増殖する．それでは，分裂回数には限界があるのだろうか？ 正常細胞の分裂回数に関しては，皮膚の線維芽細胞の培養を繰り返す実験がヘイフリックによって行われた．ヘイフリックは，その実験によって正常の線維芽細胞の分裂回数にはおよそ50回程度の限界があることを見いだした．この正常細胞の分裂回数の限界は，ヘイフリック限界と呼ばれている（図6-3-A）（p.23参照）．分裂の限界を超えた細胞の形態は，細い紡錘形（円柱形の両端のとがった形）の形態をとる若い細胞

第6章 老化

とは異なって，幅の広い平らな形態をとるようになる（図6-4）．増殖因子で刺激されても分裂することはなく，最終的には死に至る．

最近，正常細胞の分裂能の限界を説明できるメカニズムが次のように解明された．ヒトの細胞には46本の染色体があり，それぞれの染色体の両端にある**テロメア**と呼ばれる繰り返し配列が，染色体を守るために存在している．もし，テロメアが存在しないと，その染色体は異常な末端と認識されて，酵素によって破壊されてしまう．さらに，正常細胞の分裂時には，1回の分裂ごとにテロメアが短縮していくため，テロメアが一定の長さ以下に短くなると，細胞分裂も止まってしまう（図6-3-B）（p.24参照）．一方，大部分の癌細胞では，テロメアの伸長を促すテロメラーゼ活性があるため，テロメアの短縮が起こらず，**無限に分裂**を繰り返すことが可能となっている．**HeLa細胞**（ヒーラ）と呼ばれる子宮頸癌細胞は，1951年に分離・樹立されて以来，60年以上にわたって世界中で培養されており，まさに不老不死となって無限の分裂を繰り返している．

ヘイフリック限界とテロメアの短縮だけで，細胞の老化をすべて説明できるとは限らない．なぜならば，高度に分化した神経細胞や心筋細胞などは分裂することがないため，ヘイフリック限界やテロメアの短縮は，これらの組織での老化には関係がないからである．ではこのような細胞での老化はどのように進むのだろうか？それは，分裂しない細胞においても，新陳代謝は常に起こっており，古くなったタンパクや細胞膜などは新しいものに置き換わっているからと考えられている．タンパク合成にはエラーがつ

> **HeLa細胞**
> ヘンリエッタ・ラックスという黒人女性の子宮頸癌から分離・樹立された世界初の癌細胞株である．1951年以来，世界中で培養され，癌研究に使われている．

---

column

神経細胞や心筋細胞に癌はできるか？

癌細胞の誕生には複数の遺伝子に異常が起きる必要があり，ある程度の分裂能力がない細胞からは，癌細胞は生まれてこない．中枢神経の細胞や心筋細胞は生まれてから死ぬまでほとんど分裂することがなく（最近では中枢神経や心筋においても，低頻度ではあるが，組織幹細胞から新しい細胞が生み出されていることが確認されてはいる），癌細胞を生み出せるほどの活発な細胞分裂が繰り返されることはない．そのために，脳や心臓には腫瘍がほとんどない．もちろんグリオーマという神経系腫瘍はあるが，これは神経細胞由来ではなく，マクロファージ系細胞由来の腫瘍である．

きものであり，エラーを起こしたタンパクは細胞内の監視機構によってチェック，分解されて新しくつくり直されている．しかし，長く生存していると，エラーを起こしたタンパクが監視機構をすり抜けてしまうことがある．こうした置き換えがうまくいかなくなってしまうと，タンパク合成のエラーが蓄積し，細胞の機能が低下してくるのである．これが分裂しない細胞の老化のメカニズムとする仮説が提唱されている．

3. 細胞の老化と個体の老化

　細胞の老化と個体の老化は直接関係しているのだろうか？ ヒト由来の血管内皮細胞や平滑筋細胞，表皮細胞など数多くの体細胞では，加齢に伴って分裂回数が減少することが確認されており，細胞の老化と個体の老化が，何らかの関連を持ちながら進行していると想像される．さらに，細胞分裂回数の多い動物種の最大寿命は長く，細胞分裂回数の少ない動物種の最大寿命が短いことも知られており，細胞の老化と個体の老化が関連していることが示唆される．

　第2章でも解説したように，ヒトの体は，活発に細胞の入れ替えが起こっている造血組織や表皮組織のような組織と，心臓や中枢神経のように細胞の入れ替えがほとんど起こらない組織の2つから成り立っている．造血組織や表皮組織には**組織幹細胞**が存在しており，死にいく細胞の代わりに新しい細胞を常に生み出している．しかし，この組織幹細胞も不老不死ではないため，いずれは老化が起こる．造血幹細胞が不足してくれば貧血となり，表皮細胞も幹細胞の老化に伴って薄く乾燥した皮膚に変化する．一方，心臓や中枢神経では，幹細胞による新しい細胞の供給がほとんど行われず，寿命の尽きた細胞の脱落により徐々に細胞数が減少する．その結果，加齢とともに心筋細胞の喪失によって，心筋組織のポンプ機能はしだいに低下し，また，神経細胞の喪失によって，徐々に記憶能の低下などが出現してくる．つまり，活発に細胞の入れ替えが起こっている組織，細胞の入れ替えがほとんど起こらない組織のいずれにおいても，細胞の老化に伴って組織の老化が進行することになり，さまざまな組織の老化が個体の老化をもたらすことになる．

　体のなかのさまざまな臓器の生理的細胞老化に加え，環境要因として，紫外線やウイルス，発癌物質，医薬品など，DNAに傷

貧血

貧血は，赤血球中にあるヘモグロビン濃度が低下した状態と定義されるが，ヘモグロビン濃度には性差があり，また加齢とともに低下することが知られている．高齢者の原因不明の貧血においては，老化に伴った造血幹細胞数の減少や赤血球の寿命短縮などが考えられている．一般に末梢血のヘモグロビン濃度が男性13g/dL未満，女性12g/dL未満を貧血とするが，高齢者においては11g/dL未満としている．

害を与える可能性のある物質もテロメアに関係なく細胞老化と細胞死を促進させる．こうした環境要因の曝露の多少が，組織の老化の進行速度を左右し，個人の寿命を決定することになる．

4. 早期老化症（早老症）

遺伝性疾患のなかには，ヒトの老化で共通して認められる生理学的および細胞学的特徴（皮膚萎縮，白髪，脱毛，白内障，動脈硬化，糖尿病，悪性腫瘍など）が比較的早期に現れるものがある．これらを総称して早期老化症と呼ぶ．代表的なものとして，ウェルナー症候群やハッチンソン・ギルフォード症候群（プロジェリア）などがある．ウェルナー症候群は，8番目の染色体にある遺伝子の突然変異を父親と母親の両方から受け継ぐことで引き起こされると考えられている（潜性遺伝病）．この遺伝子はDNAヘリカーゼという酵素をつくる働きをしている．DNAヘリカーゼは絡みあった2本鎖DNAをほどき，DNAの修復に働いている．しかし，突然変異によってこの酵素が働かなくなってしまうと，うまくほどけなくなり，DNAに傷が蓄積する．このDNAにたまった傷が急速な老化を引き起こしていると考えられている．つまり，1個の遺伝子異常が細胞内のDNA損傷の蓄積をもたらし，細胞の老化，個体の老化をもたらすと考えられている．

C 老化に伴う各臓器の変化

1. 中枢神経系

脳の機能は，小児期から成人期，さらに老年期へと年齢とともに変化する．小児期には，思考力と判断力が着実に伸び，成人期には脳の機能が長期間安定している．老年期には，個人差が大きいものの，しだいに機能は低下してくる．とくに神経細胞同士のネットワーク間の伝達速度が遅くなるため，反応速度と作業効率が低下する．短期記憶や新しいことを覚える能力なども比較的早い時期に低下する．知的能力などは，とくに病的障害がない限り，80歳頃まで維持される．

誕生以来，加齢とともに神経細胞数が確実に減少しているにもかかわらず，なぜ脳の機能は長期間維持されているのだろうか？　そのメカニズムの一つは，脳の細胞数が正常機能に必要な

数よりも圧倒的に多いため，神経細胞の喪失が脳の機能を損なうようになるまでに時間がかかるということである．もう一つは，残っている神経細胞同士が新しい結合をつくることによって，加齢による神経細胞の減少を補っている．また，まれではあるが新しい神経細胞がつくられる場合もある．とくに脳損傷や脳卒中などの後に神経細胞の再生が起こりやすい．

2. 循環器系

老化に伴う心臓の変化は，大きく3つに分けられる．第1の変化は心筋にみられる．加齢に伴って，心筋と心筋の間にリポフスチンやアミロイドなどの異常なタンパクが沈着し，コラーゲンが増加して線維化が進む．その結果，心臓の壁が肥厚して拡張しにくくなり，心不全になりやすくなる．第2の変化は，心臓内での血液の逆流を防ぐ弁が変性し，硬化や石灰化が認められ，狭窄や閉鎖不全が認められるようになる．初期には症状もなく，心エコーなどの検査で初めて指摘される場合もあるが，しだいに進行して，心臓弁膜症となる．第3の変化は，心臓内の刺激伝導系に認められる変性で，房室ブロックや脚ブロックなどが出現する．

血管にも，加齢に伴って変化が認められる．血管は内膜，中膜，外膜の3層からなるが，中膜にある平滑筋内のコラーゲンの増加，エラスチンの減少や内膜の肥厚，石灰化などの変化によって血管の弾性が失われてくる．血管の弾性の低下によって，収縮期血圧が上昇し，拡張期血圧が低下する（収縮期高血圧）．

3. 呼吸器系

肺は，酸素を体内に取り入れ，二酸化炭素を体外に排出するという呼吸を行っている．酸素と二酸化炭素の交換（ガス交換）は，肺胞と呼ばれる小さな袋と，肺胞と肺胞の間に存在し，肺胞と接する血管との間で行われる．図6-5に示したように，健康な肺では，小さな肺胞の集合体である肺と気管支が，吸気時には拡張し，呼気時には圧迫される．ところが，老化に伴って肺胞の弾力性が失われ，拡張・癒合すると肺の表面積が小さくなり，気管支は痰がたまりやすくなり細くなってくる．そのために，呼気時に気管支が時に閉塞して，肺胞の拡張をより促進する．その結果，安静時では呼吸困難などの自覚症状は認められないものの，肺気腫様の病態に近づいてくる．そして，肺胞の面積が小さくなるた

老化に伴う各臓器の変化

■ リポフスチン
細胞質内の不飽和脂肪酸が過酸化されてリソソーム内に形成される不溶性色素のことを指す．加齢色素とも呼ばれる．

■ 房室ブロック
心房から心室への刺激伝導路として房室結節が存在するが，その部分での伝導障害．

■ 脚ブロック
房室結節から心室へは左脚と右脚に分かれて刺激が伝わるが，どちらかの脚の伝導路が障害されると，脚ブロックと呼ばれる．

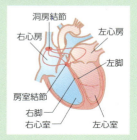

■ エラスチン
細胞外タンパクで，コラーゲンを支える働きをしている．

■ 肺胞
100～200μm（0.1～0.2mm）くらいの風船のような形をとる肺の最小単位で，ガス交換の場となっている．肺胞腔を取り囲む肺胞上皮でできている．すべての肺胞を広げるとシングルのテニスコート半面分にもなる．

第6章 老化

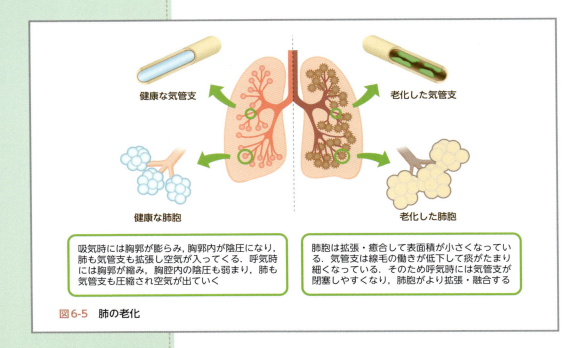

図6-5 肺の老化

め、酸素と二酸化炭素の交換がうまくいかず、労作時の息切れや呼吸困難などの症状が認められるようになる。

4. 泌尿器系

腎臓の主な働きは、① 体内の老廃物などの排泄、② レニン・アンジオテンシン・アルドステロン系■とバソプレシン（抗利尿ホルモン）を介した体液量調節、③ 電解質バランスの調節、④ 酸塩基平衡の調節、⑤ エリスロポエチン■産生による赤血球産生促進、⑥ ビタミンDの活性化、の6つの機能である。そのなかでも老廃物の排泄が最も重要な機能で、腎臓の糸球体■での濾過に始まる。腎臓には、糸球体や近位尿細管、ヘンレ係蹄■、遠位尿細管から構成されるネフロンが左右の腎臓あわせて約200万個ある（図6-6）。1分間に約1Lという大量の血液が腎臓に流れ込み、糸球体で濾過され原尿がつくられる。この原尿の量は1日約150Lも産生されるが、99％は尿細管を流れている間に再吸収されるために1日の尿量は約1～2Lとなる。

腎臓は老化に伴って、動脈硬化などで腎血流量の低下が起こり、細胞の老化による脱落、間質■の線維化などが進み、最終的にはネフロン数が減少する。ネフロン数の低下と腎血流量の低下は、時間あたりの糸球体濾過量の低下をもたらし、血中老廃物の増加

■レニン・アンジオテンシン・アルドステロン系
血圧を規定する循環血液量と血管抵抗性を調節する重要なシステムである。レニンは腎血流量が低下すると腎より分泌され、血中のアンジオテンシノーゲンをアンジオテンシンに変換し、副腎からのアルドステロンを分泌させる。アルドステロンは腎臓の遠位尿細管での水の再吸収を増加させて、血流量を増加させる。

■エリスロポエチン
糸球体近くの腎細胞から分泌される、赤血球の産生を促進する造血刺激因子。

■糸球体
ボウマン嚢に囲まれた毛細血管（小動脈）の集塊で、顕微鏡で見ると糸玉に似ているため糸球体と呼ばれる（図6-6）。血管内から水や電解質などが濾過されてボウマン嚢内に染み出て原尿がつくられる。1日に約150Lの原尿がつくられる。

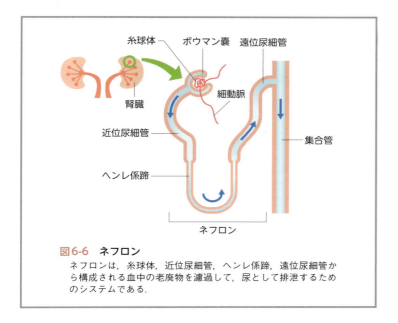

図6-6　ネフロン
ネフロンは，糸球体，近位尿細管，ヘンレ係蹄，遠位尿細管から構成される血中の老廃物を濾過して，尿として排泄するためのシステムである．

をもたらすことになる．また，腎血流量の低下は，レニン・アンジオテンシン・アルドステロン系の活性化を介して血圧上昇をもたらす．高齢者では，尿細管の機能低下や予備能低下のために，脱水時に腎不全になりやすいので注意が必要である．

5. 運動器系

　筋肉では，筋線維の減少と筋線維自体の萎縮による筋肉量の低下が認められる．成人男性の筋肉の重量は，体重の約40％にも達するが，加齢とともに減少し，80歳頃には成人期に比べて30〜40％も減少するといわれている．

　骨では，骨密度と骨量の減少が認められ，人によっては**骨粗鬆症**になり，骨がもろく折れやすい状態となる．とくに女性では，カルシウムの骨沈着を促進するエストロゲンの減少によって，閉経期を迎える50歳頃に骨粗鬆症に罹患する確率が高い．

　関節では関節軟骨の変性が起き，変性が進行する．軟骨が消失して骨と骨が直接あたることで痛みを伴い，関節腔内に水がたまったりするようになる．そして，60歳頃には，膝関節，股関節，肘関節および手指関節で**変形性関節症**が認められるといわれている．

老化に伴う各臓器の変化

■ **ヘンレ係蹄**
近位尿細管に続く腎臓の髄質内を走るネフロンの一部で，下行脚と上行脚からできている．ここで水分や電解質の再吸収などが行われる（図6-6）．

■ **間質**
その組織の機能に直接かかわる部分を実質，それを支える部分を間質と呼ぶ．腎臓においてはネフロンが実質にあたり，その周囲が間質にあたる．肺では肺胞が実質にあたり肺胞と肺胞の間が間質にあたる．

■ **骨粗鬆症**
骨代謝（骨吸収と骨形成）のバランスが骨吸収に傾き，骨強度（骨密度と骨質）の低下によって骨折リスクが高くなる全身性の骨障害である．

■ **変形性関節症**
下図は変形性膝関節症のX線像である．

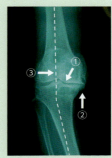

① 関節の隙間が狭くなる．
② 変形による骨の突起物（骨棘）．
③ 膝の上下が直線とならずに内反変形をとる．

（写真提供：中野正春）

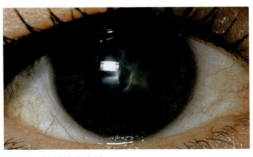

図6-7　加齢性白内障
水晶体が白く濁っているのがわかる．この混濁により霧のなかにいるような見え方をしたり，光の散乱によりまぶしく感じるようになる．

6. 感覚器系

　最も早期に認められる変化は，眼に認められる<u>老視</u>（老眼）と<u>白内障</u>である．老視は水晶体の柔軟性の低下によって焦点を合わせることができなくなることが原因で起こる．白内障は水晶体のタンパク変性が原因で起こり，水晶体が混濁する（図6-7）．

D　老化によって発症する主な疾患

　老化だけの要因で発症する疾患は少ないが，ほかの要因と相まって発症する疾患が数多く認められる．中枢神経系では，アルツハイマー型認知症やパーキンソン病などが加齢とともに罹患率が高くなる疾患である．ほかにも，動脈硬化症や高血圧症などの疾患があると，脳卒中（脳出血，脳梗塞）の発症確率が高くなる．循環器系では，うっ血性心不全や房室ブロックなどの不整脈が加齢とともに増加し，動脈硬化症や脂質異常症，高血圧症などの疾患があると，心筋梗塞発症の確率が高くなる．呼吸器系では，喫煙が加わると慢性閉塞性肺疾患（COPD）の発症が高率に認められる．また，加齢に伴って免疫能が低下するため，肺炎の罹患も多くなる．泌尿器系では，腎機能の潜在的な低下が認められるために，脱水などが起こると腎不全になりやすくなる．皮膚系では，脳卒中などで寝たきりになってしまうと褥瘡ができやすくなり，免疫機能の低下時には帯状疱疹が出現することがある．運動器系

では，とくに閉経後の女性に多く認められる骨粗鬆症が増加し，変形性関節症が膝関節や股関節に認められるようになる．感覚器系では，糖尿病がある場合には加齢に伴って白内障が発症しやすくなる．また，加齢に伴って難聴も認められやすくなる（表6-1）．

表6-1 加齢に伴って増加する疾患

部 位	疾 患
神経系	アルツハイマー型認知症，パーキンソン病，脳卒中
循環器系	うっ血性心不全，房室ブロック，脚ブロック，心筋梗塞
呼吸器系	慢性閉塞性肺疾患，肺炎
泌尿器系	腎不全，前立腺肥大，前立腺癌
皮膚系	褥瘡，帯状疱疹
運動器系	骨粗鬆症，変形性関節症
感覚器系	白内障，難聴

サーチュイン遺伝子

　永遠の若さを保つ方法はないのだろうか？　自由に餌を取れる状態にしたネズミと餌の摂取を制限した状態のネズミを飼うと，餌を制限したほうが長生きすることがわかり，この餌を制限されたときに活性化する遺伝子がサーチュイン遺伝子であった．この遺伝子の本来の働きは，飢餓になったときに活性化して，生物が生きながらえるようにすることであると考えられている．この遺伝子を活性化すると，ヒトも長生きできるのだろうか？　また，若い状態を保てるのだろうか？　結論はまだ出ていないが，サーチュイン遺伝子を活性化する物質が発見されつつある．老化を制御できる時代が本当にやってくるのだろうか？

第7章

感染と感染症

学習目標

1. 感染と感染症の違いを理解する
2. 日常診療では，感染症のために来院する患者が多いこと，新興感染症や再興感染症が出現していることを理解する
3. 微生物の大きさをイメージできる
4. 感染症を引き起こす微生物の種類を理解する
5. 常在細菌叢の意味を理解する
6. 感染に対する生体側の免疫システムである非特異的防御機構（自然免疫）と特異的防御機構（獲得免疫）を理解する
7. 感染に対する生体側の非特異的防御機構（自然免疫）の働きによって炎症反応が引き起こされることを理解する

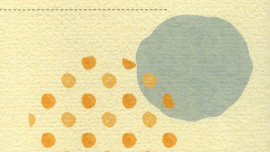

第7章 感染と感染症

A 感染症とは何か？

1. 感染と感染症

感染とは，病原微生物が生体内に侵入して，臓器や組織に定着し，増殖することである．しかし，感染があっても必ずしも病気を発症するとは限らない．症状が現れず，発病しない感染を不顕性感染と呼び，症状が現れ，発病に至る感染を顕性感染と呼ぶ（図7-1）．そして，感染によって引き起こされた疾病が感染症である．また，感染から発病までの期間を潜伏期と呼ぶ．

2. 今なぜ感染症を学ぶ必要があるのか？

抗生物質（抗菌薬）の出現によって，感染症の臨床上の存在感は，いずれ失われていくと考えられた時期もあったが，抗菌薬に対する薬剤耐性菌や，新種の細菌やウイルスの出現などによって，感染症は消え去るどころか，その存在感を増しつつあるといわざるを得ない．

❶ 各種診療科で診ている感染症

感染性疾患はさまざまで，日常診療においても頻度の高い疾患である．感染症の原因となる病原微生物の種類は多数あり，その

抗生物質（抗菌薬）
微生物が産生して，ほかの微生物の増殖を阻害する物質である．1928年に見つかった，青カビが産生するペニシリンが最初の抗生物質である．本来微生物によって産生されたものを指すが，現在では，人工的に化学合成されたものも多く（合成抗菌薬），両者をあわせて広義の「抗菌薬」と呼ぶ．

薬剤耐性菌
抗菌薬の働きである細菌増殖を抑え，殺菌するという抗菌作用に抵抗性を示す細菌のこと．とくに臨床上問題となるのが，多くの種類の抗菌薬に抵抗性を示す多剤耐性菌の存在である．

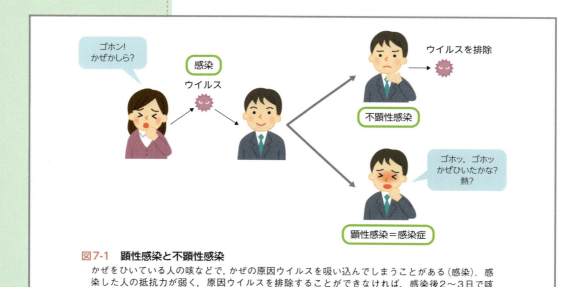

図7-1 顕性感染と不顕性感染
かぜをひいている人の咳などで，かぜの原因ウイルスを吸い込んでしまうことがある（感染）．感染した人の抵抗力が弱く，原因ウイルスを排除することができなければ，感染後2～3日で咳や発熱などのかぜ症状が感染症として現れることになる（顕性感染）．しかし，感染した人の抵抗力が強く，原因ウイルスを排除することができれば，かぜをひくことはない（不顕性感染）．

種類や発病部位により，多様な感染性疾患が認められる．各種診療科では，毎日さまざまな感染性疾患が診られている（**表7-1**）．

❷ 新興感染症の出現

世界中の至るところに存在する病原菌もいれば，ある特定の地域にだけ存在する病原菌もいる．しかし，こうしたある地域に限定した風土病として知られていた疾患が，航空機などの輸送手段の発達に伴い，流行地域から24時間以内に別の遠隔地域に拡散することがまれではなくなった．このようにこれまで知られていない，新しく認識された感染症で，局地的あるいは国際的に公衆衛生上の問題となる感染症を**新興感染症**と呼ぶ．2002年から2003年にかけて，**重症急性呼吸器症候群（SARS）**が，飛沫感染によって世界中に拡大したのもその一例である．SARSの原因ウイルスは中国で最初に感染者を出したコロナウイルスの変異型で，ごく短期間のうちに世界中に拡大することになった．もともとコロナウイルスは，かぜの原因の15％程度を占めるウイルスで，ヒトが獲得した免疫応答が数年間しか持続しないため，その免疫がなくなると感染を繰り返すことが知られている．しかし，中国で新たに誕生した変異型コロナウイルスは，従来知られていたコロナウイルスとは遺伝子的に大きく異なっていたためにヒトの感染防御機構をすり抜けてしまい，呼吸不全などの重篤な症状を引き起こすことになったと考えられている．**表7-2**に最近の新興感染症の一部を示した．

> **重症急性呼吸器症候群（SARS）**
> severe acute respiratory syndromeの略．サーズとも呼ばれる．2002年，中国南部を源に世界中に広がり，約8,000人の患者が発生し，そのうち約800人が死亡した．変異型のコロナウイルス感染症で，急速に重症の肺炎をきたすためにこの名前がつけられた．

表7-1　各科で診ている感染性疾患の例

呼吸器系	上気道感染症／肺炎／肺結核／肺真菌症／インフルエンザ／百日咳など
循環器系	感染性心膜炎／感染性心内膜炎など
消化器系	胃腸炎・胃粘膜病変／食中毒／腸管出血性大腸菌感染症／ウイルス性肝炎／胆嚢・胆管炎／虫垂炎など
腎・泌尿器系	急性腎炎／腎盂炎／膀胱炎／骨盤内感染症／性感染症など
脳・神経系	髄膜炎・脳炎／CJDなど
血液系	AIDSなど
皮膚系	カンジダ症／麻疹／風疹／水痘・帯状疱疹／膿痂疹／足白癬／疥癬など
耳鼻系	流行性耳下腺炎／急性中耳炎／副鼻腔炎／扁桃・咽頭炎など
眼系	感染性結膜炎など

表7-2 主な新興感染症

年	病原体	分類	疾患
1973	ロタウイルス	ウイルス	小児下痢症
1977	エボラウイルス	ウイルス	エボラ出血熱
1980	ヒトT細胞白血病ウイルス1型	ウイルス	成人T細胞白血病
1982	腸管出血性大腸菌O-157	細菌	出血性大腸炎，溶血性尿毒症症候群
1983	ヒト免疫不全ウイルス	ウイルス	後天性免疫不全症候群（AIDS）
1983	ヘリコバクター・ピロリ	細菌	胃炎，胃潰瘍，十二指腸潰瘍
1988	ヒトヘルペスウイルス6型	ウイルス	突発性発疹
1989	C型肝炎ウイルス	ウイルス	肝炎
1995	G型肝炎ウイルス	ウイルス	肝炎
1997	トリインフルエンザウイルス	ウイルス	高病原性鳥インフルエンザ
1999	ウエストナイルウイルス	ウイルス	ウエストナイル熱
2003	SARSウイルス	ウイルス	重症急性呼吸器症候群
2012	MARSウイルス	ウイルス	中東呼吸器症候群
2019	SARS-CoV-2	ウイルス	COVID-19

中東呼吸器症候群（MERS）

　2012年，新聞やテレビなどをにぎわしたMERS（Middle East respiratory syndromeの略．マーズとも呼ばれる）は，SARSと同様にコロナウイルスの変異型が原因の，中東で発生した呼吸器感染であるが，韓国内で大量の感染者が出たことで注目された．患者と同じコロナウイルスがヒトコブラクダから分離されており，感染源の一つと考えられている．一方，患者のなかには動物との接触歴のない人も含まれており，家族間や医療機関における患者間，患者-医療従事者間などの感染も報告されており，飛沫感染や接触感染などの感染経路が疑われている．SARSと同様に重症化して死者まで出すような感染症であるが，もともとコロナウイルスはかぜを引き起こすウイルスの一種で，重症化するような感染症を引き起こすウイルスではない．遺伝子変異の結果，重症呼吸器感染症を引き起こすようになったと考えられる．さらには，2019年に中国を起源とする新型コロナウイルスが発生し，世界中にパンデミックが広がった．

❸ 再興感染症の出現

　再興感染症は，世界保健機関（WHO）の定義によると「既知の感染症で，すでに公衆衛生上の問題とならない程度までに患者が減少していた感染症のうち，近年再び流行し始め，患者数が増加

表7-3 主な再興感染症

分類	病原体	疾患
細菌	結核菌 A型溶血性レンサ球菌 百日咳菌 サルモネラ菌 黄色ブドウ球菌 肺炎球菌	結核 劇症型溶血性レンサ球菌感染症 百日咳 食中毒 メチシリン耐性黄色ブドウ球菌感染症 ペニシリン耐性肺炎球菌感染症
ウイルス	インフルエンザウイルス 狂犬病ウイルス	インフルエンザ 狂犬病
原虫	マラリア原虫	マラリア

したもの」とされる．**表7-3**に示したように代表的な疾患としては，結核があげられる．結核は，古くから国民病と呼ばれるほど日本には多かった疾患で，新撰組の沖田総司や歌人の樋口一葉，音楽家の瀧廉太郎など数多くの歴史上の人物が結核によって短い生涯を終えている．1950年（昭和25年）までは，日本人の死因の第1位を占める疾患として恐れられていた．しかし，近年の生活水準の向上や衛生環境の改善，医学医療の進歩などによって，結核患者は減少の一途をたどりつつあった（1950年の結核死亡率は人口10万対146で，2017年の1.8の約80倍）．ところが，1997年から3年間ほど増加に転じ，「結核緊急事態宣言」が国から出されるほどになった．これを契機に，結核が再興感染症として注目を集めるようになったが，現在の日本の結核感染にはいくつかの特徴がある．若い世代での抵抗力の低下が一つの要因と思われるが，集団感染が増加しており，重症化例も増えている．また，超高齢社会となり，さまざまな疾患を抱える高齢者の合併症としての結核発症が増えている．ほかにも，格差問題の拡大に伴って，健康管理システムから抜け落ちる層からの結核発症が増加している．加えて，多剤耐性結核の増加は，結核の封じ込めを困難にする要因となっている．こうした結核の再興の一要因として，医学教育カリキュラムにおける結核に対する教育機会の減少もあげられており，感染症に対する教育の重要性を再認識する必要がある．

❹ 感染症予防のための対策「感染症法」

新興感染症や再興感染症など感染症の状況変化に伴って，これまでの「伝染病予防法」，「性病予防法」，「エイズ予防法」の3つを統合し，1998年に新たな「感染症法」が制定された．その後，SARS（重症急性呼吸器症候群）などの海外での感染症の発生，移動手段の発達に伴う人や物資の移動が迅速・活発になることなどに対

応するため2003年に改正され，さらに2006年の改正では「結核予防法」と結合された．現在では，症状の重さや病原体の感染力などから感染症を1〜5類の5種類の感染症と新型インフルエンザ等感染症，指定感染症，新感染症を加えた8種類に分類している．

❺ 院内感染の増加

病気を治療する場である病院は，多様な病原体に感染した患者が集まることで，薬剤耐性菌も数多く生息しており，感染症にかかりやすい場所でもある．また，癌や重篤な疾患を抱える患者も多く，感染症にかかりやすい人が多数存在する場所でもある．そのため，病院内では**集団感染**が発生しやすく，治療が困難な重篤な感染症が発生する可能性も高い．事実，院内感染の報告は年々増加しており，院内感染を予防するためにも感染症の病態について学習する必要がある．

B 感染症の原因となる病原体

ヒトの感染症の原因となるものを**病原体**と呼び，病原体は病原性を持つ．そして，感染を受ける側（ヒト）を**宿主**と呼ぶ．病原体の病原性は，**侵襲性**，**毒力**，**増殖性**の3要因によって決まる．ここでの侵襲性とは体内へ侵入する能力を意味し，毒力とはその病原体が感染したときにどの程度の強さの症状をもたらすかその能力を意味し，増殖性とは微生物がある種の宿主の体内で安定して増殖できる能力を意味する．病原体が感染症を引き起こすには，この3つの要因を満たす必要がある．しかし，感染後に発病するかどうかは病原性のみで決まるのではなく，**図7-2**に示したように宿主の抵抗力と病原体の病原性のバランスによって決まる．

病原体となり得るものには多くの種類があるが，目に見えない微小な生物である微生物が主なものである．われわれの周囲に存在している目に見えない無害な微生物も，宿主の抵抗力によっては病原性を示すことがある．つまり，われわれの周囲に存在しているおびただしい数の微生物を「病原性のもの」と「非病原性のもの」の2つに分ける考え方は間違いで，病原性のないものと考えられている微生物でも，免疫力の低下した人にとっては病原性を持つものになる可能性がある．

> **宿主**
> ある生物が，栄養や生活を依存(寄生)している相手の生物．

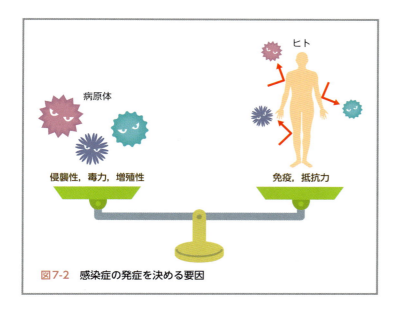

図7-2 感染症の発症を決める要因

1. 病原体とは何か？

❶ 病原体の大きさ

　微生物は非常に小さいため，人の目に見えないことは誰でも知っている．しかし，小ささゆえに，手についた食べ物をなめてしまったり，テーブルに落とした食べ物を拾って食べてしまったりと，普段の生活では微生物の危険性があまり自覚されてはいない．それでは，微生物はどの程度の大きさなのだろうか？

　図7-3に，ヒトの大きさを地球に見立てたときの<u>真菌</u>，<u>細菌</u>，<u>ウイルス</u>のそれぞれ大きさの目安を示した．地球は直径1万2,000 kmの非常に大きな惑星であるが，地球（ヒト）に対して真菌は大きなクジラ，細菌はクルマ，ウイルスはイヌ程度の大きさに相当する．地球からみれば，これらは比較にならないほど小さいことがわかる．そのため，細菌は光学顕微鏡，ウイルスは電子顕微鏡を使わなければ見ることができない．実際の大きさとしては，細菌の平均的な大きさは，1 mmの1/1,000である1 μm（マイクロメートル），ウイルスはその1/10～1/100〔0.1～0.01 μm＝100～10 nm（ナノメートル）〕程度の大きさである．

❷ 病原体の分類

　表7-4に示したように，病原体は，核膜で包まれた細胞核を持つ細胞で構成される<u>真核生物</u>と核膜を持たない，つまりは，構造として区別できる細胞核を持たない細胞で構成された<u>原核生物</u>，<u>ウイルス，プリオンタンパク</u>に分けられる．生物と無生物の境

感染症の原因となる病原体

■ 真菌
単細胞あるいは糸状に多細胞をなす微生物で，核膜を有する真核生物の一種である．単細胞型は酵母，多細胞型は糸状菌（カビ）と呼ばれる．

■ 細菌
単細胞の微生物で，核膜を持たない原核生物の一種に属する．栄養や水のある環境下では自己増殖できる．また，細菌は形態から，球菌（球状）と桿菌（棒状・円筒状）に，増殖環境下から，好気性菌（酸素がないと増殖できない）と嫌気性菌（酸素があると増殖できないもしくは死滅する）に，細菌の染色法であるグラム染色による染色性によって，グラム陽性菌とグラム陰性菌に分けられる（例：結核菌は，好気性のグラム陽性桿菌である）．

■ ウイルス
細胞をもたず，核酸とそれを包むタンパクだけの単純な構造の物質（微生物）である．細菌とは異なり，単独では生存できない．また，自己増殖する能力がなく，別の細胞のなかでしか増殖できないため，ほかの生物を宿主にして自己複製する．

■ プリオンタンパク
プリオンとは，protein（タンパク），infection（感染），virion（形態学的に完全なウイルス粒子）を組み合わせた造語で，タンパク性の感染因子．

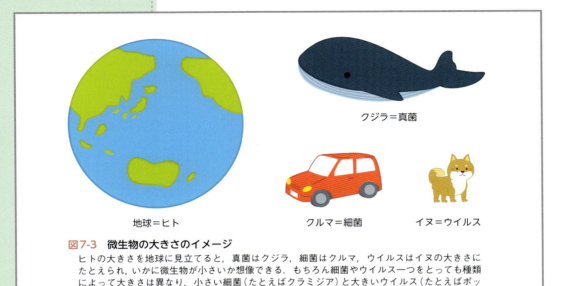

図7-3 微生物の大きさのイメージ
ヒトの大きさを地球に見立てると，真菌はクジラ，細菌はクルマ，ウイルスはイヌの大きさにたとえられ，いかに微生物が小さいか想像できる．もちろん細菌やウイルス一つをとっても種類によって大きさは異なり，小さい細菌（たとえばクラミジア）と大きいウイルス（たとえばポックスウイルス）などではほぼ同じ大きさとなる．

表7-4 病原体の分類

真核生物 （核膜がある生物）	真菌	カビの仲間	白癬菌，カンジダ，アスペルギルスなど
	原虫	原生動物の仲間	マラリア原虫，赤痢アメーバ，エキノコッカスなど
原核生物 （核膜がない生物で，細菌類や藍藻類など）	スピロヘータ	大型の細菌	梅毒トレポネーマなど
	一般細菌		淋菌，大腸菌など
	マイコプラズマ	細胞壁のない最も小さい細菌	肺炎マイコプラズマなど
	リケッチア	動物由来の細胞内寄生性細菌	発疹チフスリケッチア，ツツガムシ病リケッチアなど
	クラミジア	小型の細胞内寄生性細菌	クラミジア・トラコマチス，オウム病クラミジアなど
ウイルス	RNAウイルス		HIV，麻疹ウイルス，インフルエンザウイルスなど
	DNAウイルス		アデノウイルス，ヘルペスウイルスなど
異常タンパク	プリオン	核酸なし	―

界を厳密に定めることは難しいが，原則的に生きていくためのタンパクと次世代を生み出すための遺伝物質の両方を持っているものを生物と定義することが多い．その定義に従うと，ウイルスには生きていくためのタンパクが欠如しており，遺伝物質とそれを囲む外殻タンパクだけでできているため，生物の範疇には入らない．原核生物は，スピロヘータ，一般細菌，マイコプラズマ，リケッチア，クラミジアに分けられる．真核生物は，多細胞生物で

ある真菌と単細胞生物の原虫に分けられる．

❸ 病原体による感染症発症を決める因子

病原体の攻撃力は，侵襲性，毒力，増殖性の3要因によって決まる．ヒトに感染して，感染症を起こすためには，病原体がヒトの体内に侵入して，発育・増殖する場を確保し，宿主の抵抗力に打ち勝つ必要がある．

ⓐ **侵襲性**　最初に病原体は，主な侵入部位である表皮や粘膜の上皮細胞に付着する必要がある．細菌の場合には線毛などの構造物あるいは表面物質が接着に関係し，ウイルスの場合にはウイルス粒子表面のタンパクが細胞表面の受容体に結合することが知られている．細菌の場合には組織内に侵入する能力があり，ウイルスの場合には受容体結合後に細胞内に取り込まれ，ウイルスを複製して周囲の細胞に感染を拡大していく．

ⓑ **毒力**　細菌感染では，細菌が産生する毒素（外毒素）が特定の臓器に働いて症状をもたらす．たとえば，黄色ブドウ球菌はエンテロトキシンを産生して，嘔吐や腹痛，下痢などの症状をもたらす．ウイルス感染の場合は，感染した細胞に細胞死をもたらすことが多く，たとえば，ポリオウイルスが神経細胞の死を誘導して麻痺などの症状をもたらす．

ⓒ **増殖性**　生体内に侵入後，宿主側の抵抗力による排除しようとする力が働くため，増殖する速度も重要な要因となる．食中毒の原因菌となる腸炎ビブリオは，7〜8分で倍加するほど増殖速度の速い細菌で，夏になると海水中で増殖するため，魚介類による食中毒の原因となることがある．

2. 常在細菌叢（常在微生物叢）の存在

❶ 常在細菌叢の存在部位

人体そのものが数多くの微生物との共生の場となっており，ヒトの皮膚や粘膜の表面に定着している微生物の集団を常在微生物叢と呼び，細菌のみを問題にする場合は常在細菌叢と呼ぶ．胎内にいる胎児は無菌状態であるが，産道内を通過する際に細菌の寄生が始まり，その後皮膚（100万個以上／cm^2）や口腔内（1,000億個以上），大腸内（100兆個以上）などに多種多数の常在細菌叢が存在するようになる（図7-4）．皮膚上に細菌が存在しても，重層扁平上皮を通過して皮下組織にまで侵入することはないので，皮膚上の常在細菌叢の存在は危険ではない．それでは，口腔内や大

重層扁平上皮
皮膚や角膜，食道粘膜などは，扁平の上皮が幾重にも重なった多層の細胞からできており，強い被膜となって保護している．ちなみに一層の場合は，単層扁平上皮と呼び，栄養や酸素などの交換の働きを持つことが多い．血管内皮や肺胞などがそれにあたる．胃や小腸，大腸は吸収に適した単層円柱上皮をとる．

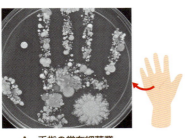
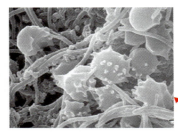
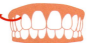

A. 手指の常在細菌叢　　　　　　　　　B. 口腔の常在細菌叢

図7-4　常在細菌叢
A：手形培地に手を押し当ててから1日培養すると，細菌が増殖して塊を形成してくる．
B：口腔内のプラーク（歯垢）を走査電子顕微鏡で観察すると，無数の細菌が確認できる．

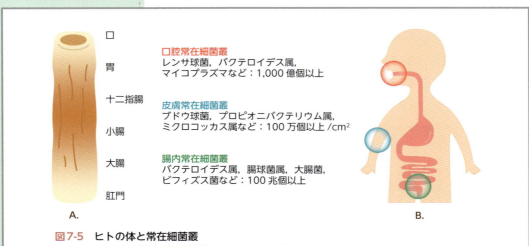

図7-5　ヒトの体と常在細菌叢
A：ヒトの口から肛門までの消化管をひとつなぎの管と考えるならば，竹輪のようなものである．竹輪の外側と同様に，竹輪の穴の表面も竹輪にとっては外気に触れる外側になる．ヒトの消化管も同様であり，粘膜の表面に細菌が定着していても不思議ではない．
B：口腔内，皮膚，大腸の主な常在菌の種類と数を示した．

　腸内に大量に存在する常在細菌叢は何か問題を起こさないのだろうか？ ヒトの体をよくみてみると，口から肛門まではつながっており，消化管をひとつながりの管とみるならば，ヒトは竹輪やミミズのようなものと考えることもできる．図7-5-Aに人体を竹輪に見立てた図を示した．この図を見る限り，口から肛門までは，竹輪の中心を貫く穴であり，穴の表面は内側ではなく，外気に触れる外側ともいえる．その意味では，ヒトの皮膚と同じように口腔内や大腸内に細菌が大量に存在しても何ら不思議ではなく，問題を起こすこともない．
　栄養素を吸収する小腸においては，細菌の侵入が容易なため，

口腔内で汚染された食物は，胃のなかの胃酸によって滅菌される．そして，十二指腸では膵臓からアルカリ性の膵液が分泌されて，酸性になった食物が中性に戻されることで，胃酸による損害を受けずにすむ．そのため，胃から小腸にかけては細菌の数は非常に少なくなっている．

❷ 常在細菌叢の存在意義

常在細菌の主な種類(図7-5-B)とその存在意義についてみてみる．皮膚には**ブドウ球菌属**や，毛包■や皮脂腺■に存在するプロピオニバクテリウム属の**アクネ菌**などが生息している．そして，これらの菌が皮脂膜をつくることによって外部からの細菌の侵入を防いでいるとされている．しかし，これらの菌そのものがヒトに感染症を引き起こすこともある．アクネ菌による**痤瘡**(にきび)がその代表例である．

口腔は病原菌の侵入口となっているにもかかわらず，多くの病原性細菌は口腔内に定着することができない．これは，口腔内の常在細菌叢の存在によって排除されていると考えられている．口腔細菌は，未同定の細菌を含め約700種類，1,000億個以上いるといわれているが，ほとんどが数種類の**レンサ球菌**■属で占められている．これらのレンサ球菌で形成される初期プラーク■の存在が，外来性の細菌の定着を阻害しているため，レンサ球菌を中心とした細菌叢を保つことが重要とされている．しかし，口腔ケアが不十分になると，口腔内プラークが増加して，**歯周病**■の原因となるポルフィロモナス属の菌も定着できるようになり，歯周病を引き起こしてしまう．つまり，適度な口腔細菌叢の維持が重要ということになる．

ヒトの腸内細菌は，400種類，100兆個以上といわれており，腸内細菌の総重量は1kgにも及び，脳や肝臓と同じくらいの重さである．腸内細菌は，乳酸菌などの**善玉菌**(有用菌)と大腸菌などの**悪玉菌**(有害菌)およびバクテロイデスや嫌気性レンサ球菌などの**日和見菌**■に大きく分けられる．また，大腸内の常在細菌叢の菌種は年齢によって変化し，高齢者では大腸菌などの悪玉菌が多くなる(図7-6)．これらの菌(主に善玉菌)との共生の利点は，病原菌からの感染防御や免疫機能の向上，ヒトが消化できない食物の代謝，ビタミンの産生などがあげられる．一方では，宿主の抵抗力が落ちたときには内因感染の原因(主に悪玉菌と日和見菌)になるなどの不利益ももたらしている．

感染症の原因となる病原体

■ 毛包
毛根を包んでいる組織で，毛根を保護し，毛の成長の通路となる(下図参照)．

■ 皮脂腺
毛包に付属した皮脂を分泌する腺で，毛や皮膚の乾燥を防ぐ働きをする(下図参照)．

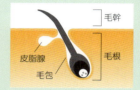

■ レンサ球菌
球形の菌が数珠状に連なった形態をとるものの総称．

■ プラーク
口腔では歯垢(しこう)を意味する(p.10参照)．

■ 歯周病
歯と歯茎の間で繁殖する細菌に感染し，歯茎の周りに炎症が起こる病気．う歯(虫歯)とともに歯科の2大疾患である．

■ 日和見菌
ヒトに常在する病原性がないか，あるいは病原性が弱い菌で，健康な状態では悪い影響を及ぼさない．しかし，宿主の感染防御機構(免疫力)が低下すると病原性を示す菌となる(黄色ブドウ球菌，腸球菌，緑膿菌など多種)．日和見菌によって発症する感染症を日和見感染症という．多くは癌や免疫不全症，糖尿病といった基礎疾患を持つ患者に起きやすい．

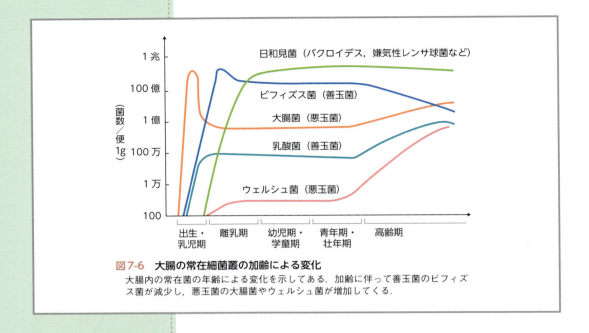

図7-6 大腸の常在細菌叢の加齢による変化
大腸内の常在菌の年齢による変化を示してある．加齢に伴って善玉菌のビフィズス菌が減少し，悪玉菌の大腸菌やウェルシュ菌が増加してくる．

C 感染に対する防御能

　感染に対する防御能は，免疫という言葉で知られている．伝染病の流行後に生き残った人が，同じ伝染病の再流行時に伝染病に罹らずにすむことは古くから経験的に知られており，この疫病を免れる能力を**免疫**と呼んでいた．一度罹った病気には二度罹らないというこの免疫現象は，18世紀の終わりにジェンナーが牛痘ウイルスを接種することによって天然痘ウイルスの感染を防御できることを実証し，科学的に証明された．その後，19世紀後半における各種感染症の病原体の発見と，パスツールによるワクチンの開発やベーリングと北里柴三郎による抗体の発見などによって免疫の本質が徐々に解明されていった．さらに20世紀には生化学的手法や分子遺伝学的手法を用いた研究の進展に伴って，「異物を認識して特異的に排除する」という免疫の本質が遺伝子レベルにまで詳しく解明されるようになった．

　ただし，こうした異物に対する特異的な反応は，進化の過程においては初期の脊椎動物レベル（ヤツメウナギなど）になって初めて出現しており，それ以前の生物においては非特異的な防御機構が主に働いていた．たとえば，アメーバなどでは細胞膜そのも

ジェンナー
Edward Jenner (1749-1823)，イギリスの医師．

牛痘
天然痘ウイルスに近い，牛痘ウイルス感染によって発症するウシの水疱性疾患である．

パスツール
Louis Pasteur (1822-1895)，フランスの細菌学者．

ベーリング
Emil Adolf von Behring (1854-1917)，ドイツの細菌学者．

北里柴三郎
わが国最初の細菌学者 (1852-1931)．

のが微生物の侵入に対する防御機構として働いている．

1. 非特異的防御機構（自然免疫）

　原始的な生命体にも存在していた非特異的な防御機構とはヒトにおいてはどのようなものだろうか？　**非特異的防御機構**は，生物体に生まれつき備わっている防御機構であり，**自然免疫**と呼ばれている．ヒトの体内への病原体の侵入口は，皮膚，呼吸器，消化器，生殖器などで，皮膚や粘膜の上皮細胞そのものが侵入防御に働いている．涙や鼻汁（びじゅう），唾液（だえき）などはそのなかに含まれる抗菌作用を持つ酵素などにより微生物の侵入を防止する．また，咳（せき）やくしゃみ，気管支や腸の上皮細胞から分泌される粘液や線毛（せんもう）運動，強酸性の胃液，排尿，腟（ちつ）内の酸，常在細菌叢（そう）などが，外来の微生物の侵入と定着を阻害している．これらの機構が自然免疫の**一次防御ライン**として働いている（図7-7-A）．

　病原体が一次防御ラインを乗り越えて体内に侵入すると，最初に組織中で**ヒスタミン**などの化学物質が産生され，その部位の毛細血管の拡張とともに血管透過性が亢進し，血漿（けっしょう）中の**抗体**（p.130参照）や**補体**（p.70参照），**好中球**や**マクロファージ**などの貪食（どんしょく）細胞が組織内へ移動し始める．集まってきた好中球やマクロファージ，**NK細胞**などの細胞成分と抗体や補体などの液性成分が協力しあって，侵入してきた病原体を排除しようと働きだす．病原体のうち，細菌感染に対しては，好中球とマクロファージが貪食という方法で対処し，抗体や補体が貪食作用を促進する．ウイルス感染した細胞に対しては，NK細胞が破壊などに働く．これらの自然免疫の**二次防御ライン**（図7-7-B）の働きによって，異物の排除や組織の修復が行われ，それによって発赤や発熱（熱感）（ほっせき），腫脹，疼痛（とうつう）などの**炎症**（主に**急性炎症**）と呼ばれる症状が現れる．

2. 特異的防御機構（獲得免疫）

　ほとんどの病原体は，前述の自然免疫によって排除され，感染症を引き起こすことはまれである．しかし，強い病原性を持つ微生物などは，自然免疫による防御システムに抵抗し感染するため，より強い防御システムが必要となる．そこで，自然免疫では排除できなかった病原体を排除するシステムとして，進化の後期に誕生したのが**特異的防御機構**（**獲得免疫**）である．この獲得免疫には，主に体液中に存在する抗体によって担われる**液性免疫**とウイ

NK細胞
natural killer細胞（ナチュラルキラー細胞）の略．リンパ球の一種で，抗原感作なしに（敵を教えられなくても），すでに活性化された細胞傷害性を示す細胞．生まれつき（natural）細胞傷害性（killer）を持っていることからNK細胞と名付けられた．好中球，マクロファージと同様に自然免疫の主要因子である．

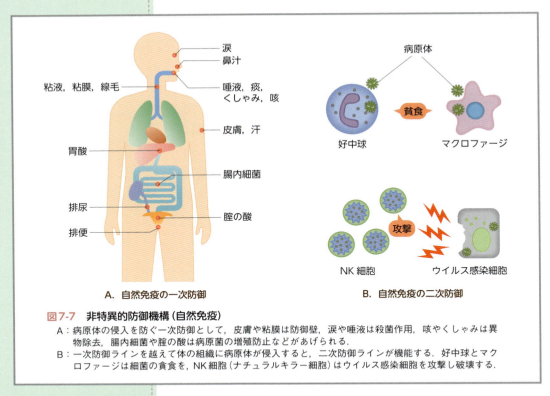

図7-7 非特異的防御機構（自然免疫）
A：病原体の侵入を防ぐ一次防御として、皮膚や粘膜は防御壁、涙や唾液は殺菌作用、咳やくしゃみは異物除去、腸内細菌や腟の酸は病原菌の増殖防止などがあげられる。
B：一次防御ラインを越えて体の組織に病原体が侵入すると、二次防御ラインが機能する。好中球とマクロファージは細菌の貪食を、NK細胞（ナチュラルキラー細胞）はウイルス感染細胞を攻撃し破壊する。

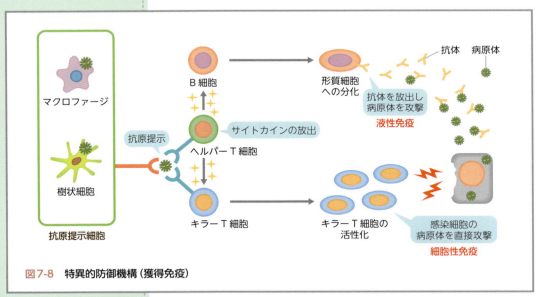

図7-8 特異的防御機構（獲得免疫）

ルス感染した細胞内のウイルスを排除するために必要なキラー（殺し屋）リンパ球（キラーT細胞）によって担われる細胞性免疫の2つが存在する（図7-8）。

細菌やウイルスのような病原体が自然免疫を乗り越えて体内に侵入すると，全身の組織中に存在する**マクロファージ**や**樹状細胞**，**B細胞**（**Bリンパ球**）によって捕らえられ，細菌やウイルスの異物タンパク（**抗原**）が**T細胞**（**Tリンパ球**）に「異物＝敵」として示される．この過程は，**抗原提示**と呼ばれる段階で，免疫の主役を務めるリンパ球に対して敵がどれかを教える重要な段階である．敵がどれかを教えられたT細胞のなかの**ヘルパーT細胞**は，**サイトカイン**を放出しB細胞の**形質細胞**への分化と**抗体**の産生を援助する．産生された抗体は，ウイルスや細菌に結合して，異物排除機構をスタートさせる．これが**液性免疫**と呼ばれている免疫機構である．放出されたサイトカインは，同時にマクロファージの活性化を引き起こして自然免疫系の働きも増強する．

　抗体の攻撃をすり抜けて，細胞内に感染してしまったウイルスなどは，抗体による排除は不可能となるため，ヘルパーT細胞が放出するサイトカインに活性化された**キラーT細胞**によって感染細胞ごと破壊される．このように細胞を破壊してまでウイルスの排除を行おうとする**細胞性免疫**と呼ばれる免疫機構は，**肝炎**の発症原因になるなど副作用を伴う反応である（主に**慢性炎症**）．

> **■ サイトカイン**
> 多数の異なる細胞から産生され，多数の異なる細胞に働きかけるタンパクである．主に免疫細胞の間で情報伝達を担う生物活性因子の総称．

D　感染症の発症

　感染症の発症には，その原因である病原体の存在と生活環境や宿主の条件などが複雑に関与している．**感染源**（病原体），**感染経路**，**感受性宿主**（宿主の免疫力など）を感染症発症の3大要因と呼び，感染症の発症にはこの3つの要因がすべてそろう必要がある．

1．感染源（病原体の存在）

　病原体は，ヒトや動物などの生体内および排泄物（尿，便，痰，鼻汁，唾液など），土壌，水，大気などの自然環境中に存在し，ヒトへの感染源となる．

❶ 人体感染源

　病原体を保有しているヒトが人体感染源で，咳などを介してほかのヒトに拡散させる．感染源にはすでに症状が出ている患者と，感染しているが症状の出ていない**保菌者**がいる．保菌者には，

感染後症状が出るまでの<u>潜伏期保菌者</u>，発病後症状がよくなったが病原体が残っている<u>病後保菌者</u>，感染しても症状を示さず，健康にみえる<u>健康保菌者</u>の3種類がいる．

❷ 動物感染源

ヒトに病気を起こす病原体に感染，もしくは病原体を保有している動物が感染源となる．病原体のなかには<u>人獣共通感染症</u>の原因となる微生物が少なくなく，ウシやブタなどの家畜から直接感染するか，その肉や卵，糞便などを介して感染する．代表的なものには狂犬病やオウム病などがある．また，病原体を保有する蚊やダニなどの節足動物も感染源となり，日本脳炎やマラリア，日本紅斑熱など多種に及ぶ．

❸ 環境感染源

土壌や水，大気中には多数の微生物が存在しており，これも感染源となる．たとえば土壌中には破傷風菌がいるために，傷口などが土壌に触れることで感染し，<u>破傷風</u>に罹ることがある．

2. 感染経路

ヒトや環境中にある病原体が，未感染のヒトを感染させるに至るまでの経路を<u>感染経路</u>と呼ぶ．感染経路を大きく分けると，ヒトや環境などからヒトへ伝播する，いわゆる通常の感染伝播である水平感染と，母体から胎児に感染する垂直感染に分けられる．

❶ 水平感染

病原体が新たな宿主に感染する経路として，感染源から周囲のヒトに直接的・間接的に伝播する，いわゆる横に広がっていく通常の感染を<u>水平感染</u>と呼ぶ．水平感染に至る感染経路には次のようなものがあげられる．

① 感染源であるヒトや動物との直接的な接触（キス，性行為など）や汚染された食器や手すりなどを介した間接的な接触から感染する<u>接触感染</u>，② 咳やくしゃみなどによって，病原体を含んだ飛沫（飛び散る細かなしぶき）を吸い込むことによって感染する<u>飛沫感染</u>，③ 飛沫の水分が蒸発し，病原体を含んだ微小な粒子（飛沫核）が空気中に浮遊し，主に呼吸によって吸い込み，感染する<u>空気感染（飛沫核感染）</u>，④ 飲料水や食品中に混入した病原体によって感染する<u>媒介物感染</u>，⑤ 蚊やダニなどの節足動物によって感染する<u>媒介動物感染</u>などがある．

また，ヒトの体への侵入口によっても，<u>経気道感染</u>（鼻や口で

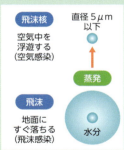

飛沫核
飛沫核は，直径5μm以下の軽い微粒子で空気中を漂う（下図参照）．飛沫核で感染する感染症は，結核，麻疹（＝はしか），水痘（＝みずぼうそう）が代表疾患としてあがる．

吸い込む），経口感染（口に入れる），経皮感染（刺傷，咬傷など），血液感染（輸血など）などに分けられる．

❷ 垂直感染

妊娠中または分娩（ぶんべん）時において，母体保有の病原体が胎児へ感染することを垂直感染と呼ぶ．垂直感染に至る感染経路には次のようなものがあげられる．① 胎児が子宮内で胎盤を経由して侵入した病原体に感染する経胎盤感染（子宮内感染），② 出産時に胎児が産道を通過する際に感染する産道感染，③ 出生後に母乳を介して感染する母乳感染がある．

3. 感受性宿主と日和見感染症

病原体が体内に侵入したとしても必ずしも感染症が発症するわけではない．病原体の病原性と宿主の抵抗力のバランスによって発症する場合もあれば，発症しない場合もある．

健康な宿主では免疫などの抵抗力が強く，病原体から防御することができる．しかし，年齢や性別，免疫力，疾患を持つ人によっては易感染性（感染症に罹患（りかん）しやすい状態）の宿主となり，生体の防御能が十分に機能しないため，病原性の低い病原体であっても容易に感染することになる．このような抵抗性の低下している人に発症する感染症を日和見感染症（ひよりみ）と呼ぶ．

4. 院内感染症と対策

❶ 院内感染症

病院内に入院している患者は，外来だけでは治癒しづらい疾患を患っており，免疫能も低下している場合が多い．さらには，手術や放射線治療，化学療法などの抵抗力の低下する治療を受けていることも多く，まさに日和見感染症が発症しやすい状態にある．外来では感染症のために来院する患者も多く，病院は病原体の集まる場所といっても過言ではない．これらのことから，一般の市中環境と比較して，病院内は感染症の集団発生リスクが高い．院内における感染症は，市中での感染症とは病原体が異なっている場合が多く，対策も特殊になるため，院内感染症と呼んで区別している．

院内感染では，感受性宿主が日和見感染症を発症した際に薬剤耐性菌に感染している場合もあり，治療が難しく，患者の生命に重大な損害を与えることも少なくない．そのため，院内感染の発

生を未然に防ぐことがとても重要になる．

❷ 院内感染対策

アメリカ疾病管理予防センター（CDC）から出されたスタンダードプレコーションと呼ばれる予防対策が，患者と医療従事者を院内感染から守るガイドラインとして有効とされている．このガイドラインでは，感染経路を空気感染，飛沫感染，接触感染の3つに分類して対策を立てている．患者ケアに際しては，患者の血液や体液，分泌液（涙と汗は除く），排泄物，傷のある皮膚，粘液などを感染性があるものとして取り扱い，それらに触れたときには手洗いや手指消毒を行うこととしている．また，感染物質に接触することが予測される場合には，手袋やマスク，ガウン，ゴーグルなどを着用する．

感染予防には，感染経路を遮断することが最も効果的であり，接触感染に対しては手洗いと手袋の使用が有効である．空気感染に対しては，N95特殊マスクなどの空気感染用特殊マスクが必要となる．飛沫感染に対しては，通常のマスクで予防が可能である．そのほかの予防対策として針刺しなどの切創事故予防対策が必要になる．

第8章

免疫と免疫異常

学習目標

1. ワクチン接種の意義を理解する
2. 微生物の感染に対する防御機構としての免疫応答機構を理解する
3. アレルギーが免疫の一種であることを理解する
4. 臓器移植が異物の侵入であることを理解する
5. 免疫には非特異的防御機構（自然免疫）と特異的防御機構（獲得免疫）があることを理解する
6. 抗体の構造と役割を理解する
7. アレルギーのメカニズムを理解する
8. 主な自己免疫疾患の発症機序と病態を理解する
9. 主な免疫不全症を理解する
10. 臓器移植における免疫応答機構と拒絶反応，移植片対宿主反応の意味を理解する

第8章 免疫と免疫異常

A 免疫機構

1. 免疫とは何か？

❶ 免疫学の夜明け

　免疫を理解するためには，「予防接種によってなぜ病気を予防できるのか？」について理解することが近道となる．ここではインフルエンザワクチンを例にとって解説する．

　わが国では10～11月になると，インフルエンザワクチンを接種することが慣習化されている．それでは，ワクチンを接種するとなぜインフルエンザにかかりにくくなるのだろうか？ インフルエンザワクチンとは，インフルエンザウイルスを不活化■して，増殖力を失ったインフルエンザウイルスそのもの（不活化ワクチン）を注入することによって，それが異物であることを生体に教えることにほかならない．その結果，生体内でインフルエンザウイルスを排除するメカニズム（**免疫機構**）が働き出し，再度の侵入に備えるのである．インフルエンザウイルスなどの病原体に対する生体の免疫機構の重要な役者の一つとして，ワクチン接種後に生体内に産生されてくる**抗体**■がある（図8-1）．

　このように「ワクチンによって誰が敵かを教えて，次の侵入に備える」という戦術は，第7章でも述べたように，イギリスのジェンナーが牛痘（天然痘に似たウシの病気）ウイルスを接種することによって天然痘感染を予防できることを実証し，その後，このよ

■**不活化**
微生物を熱処理や化学処理などをすることによって毒性や増殖力をなくすこと．また，不活化ワクチンとは，病気の原因となる病原微生物を不活化してつくったワクチンである．

■**抗体**
病原微生物など異物（抗原）の侵入により，免疫性を獲得した個体で産生され，その抗原を排除する働きを持つタンパクである．

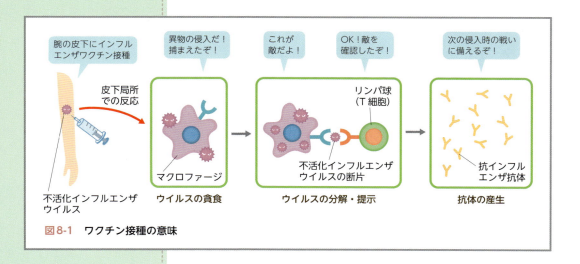

図8-1　ワクチン接種の意味

うな戦術がさまざまな疾患に対して使われるようになった．しかし，ジェンナーの発見は，「牛痘にかかると天然痘にかかりにくい」という牛飼いたちの言い伝えを証明しただけで，そのメカニズムがどのようなものかまでは明らかにしてはいなかった．ジェンナーによる牛痘ウイルスの接種から100年以上も後のパスツールの狂犬病ワクチンの開発やベーリングと北里柴三郎による抗体の発見を契機として，今日まで100年以上かけて一歩一歩免疫のメカニズムが明らかにされてきた．

❷ 感染に対する免疫

もともと免疫とは「疫病を免れる力」を意味しているが，その本体は，「病原体や異物の侵入を防いだり，侵入してきた病原体や異物を排除・死滅させて自己を守る生体防御機構」である．この防御機構には，不特定多数の病原体や異物を排除する**非特異的防御機構（自然免疫）**と特定の病原体や異物を排除する**特異的防御機構（獲得免疫）**に分けられ，相互に関連しあって防御能を発揮している（p.124の図7-7，8参照）．たとえば，図8-2に示したよ

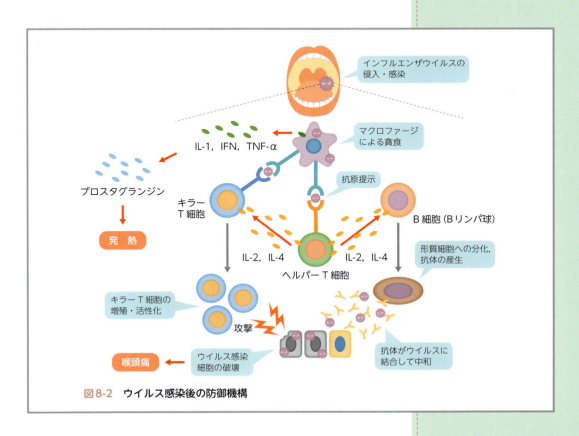

図8-2　ウイルス感染後の防御機構

IL-1
interleukin-1（インターロイキン-1）の略.免疫系の細胞の増殖を刺激する活性物質のなかで最初に発見された分子で,炎症反応に関与する.

IFN
interferon（インターフェロン）の略.微生物の侵入に対してさまざまな細胞がつくるタンパクで,ウイルスの増殖を抑制する作用を持つ.

TNF-α
tumor necrosis factor-α（腫瘍壊死因子α）の略.主にマクロファージによって産生されるサイトカインの一種であり,腫瘍細胞を非特異的に破壊する作用を持つことから,腫瘍壊死因子と名付けられた.

プロスタグランジン
感染局所において,細胞内でアラキドン酸から合成される生理活性物質で,平滑筋収縮作用などさまざまな機能を持つ物質群の総称.

体温調節中枢
脳の視床下部にある体温調節中枢の働きによって,ヒトの体温は36℃前後の状態に保たれている.

IL-2
interleukin-2（インターロイキン-2）の略.サイトカインのなかで2番目にみつかったリンパ球の増殖を刺激する増殖因子である.

肥満細胞
粘膜下組織や結合組織内に存在し,顆粒を細胞質内に充満させているため,肥満しているようにみえる細胞で,顆粒内にはヒスタミンなどの化学物質を保有している.マスト細胞とも呼ばれる.

うに,インフルエンザウイルスが咽頭粘膜へ侵入すると,局所のマクロファージがウイルスを貪食し,IL-1やIFN,TNF-αなどのサイトカインを分泌する.これらのサイトカインは,その後の獲得免疫にかかわるT細胞（Tリンパ球）の活性化や増殖を刺激すると同時に,プロスタグランジンの産生を介して,脳の視床下部にある体温調節中枢を刺激して発熱を引き起こす.また,ウイルスを貪食して活性化したマクロファージなどからヘルパーT細胞へインフルエンザウイルス抗原が提示され,ヘルパーT細胞からIL-2などが産生され,B細胞（Bリンパ球）やキラーT細胞の増殖が刺激される.その後,B細胞が活性化し,抗インフルエンザウイルス抗体を産生し始める.また,キラーT細胞も活性化し,インフルエンザウイルスに感染した咽頭粘膜細胞を破壊するが,同時に喉の痛みなどの炎症がもたらされる.最終的には,抗体とキラーT細胞の働きによってインフルエンザウイルスが排除されて治癒する.これが免疫の本来の働きである.

❸ 免疫の思わぬ働き

蚊に刺された皮膚が,赤く腫れて痒くなる経験は誰にでもあるだろう.実はこの現象も免疫の働きによって起こっている.図8-3に蚊に刺された後の皮膚の反応を示した.蚊は血液を吸う際に抗凝血作用物質を含む唾液を注入する.この唾液がB細胞によるIgE抗体の産生を誘導し,産生されたIgE抗体が肥満細胞に結合してヒスタミンを分泌させる.そして,ヒスタミンによって近辺の血管が膨張し,血管から血漿が滲出して赤く腫れ上がってくる.同時に神経も刺激されるために痒みを感じるようになる.このように,特定の抗原（ここでは蚊の唾液）に対して免疫反応が過剰に起こる現象をアレルギー反応と呼ぶ.蚊に刺された場合はほとんどの人がこのアレルギー反応を示す.

蚊に刺された場合と異なり,一部の人だけがアレルギー反応を示す場合もある.たとえば,春先になるとテレビなどでスギ花粉の飛散予測が取り上げられることが多い.花粉が眼や鼻から体内に侵入すると,涙や鼻水が出たり,くしゃみが止まらなくなったりする人も多く,花粉症としてよく知られている.実はこれもアレルギー反応であり,花粉という異物が侵入したことに対する免疫応答の結果で,アレルギー性鼻炎などの症状が現れる.

❹ 感染以外の異物の侵入─医療行為としての輸血や移植

外傷などで大量に出血すると死に至ることは言うまでもない

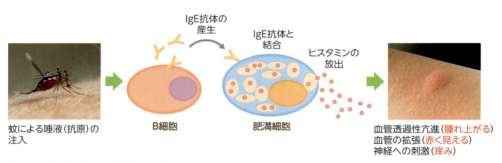

図8-3　免疫の困った反応（蚊に刺されると…）
蚊の唾液がB細胞によるIgE抗体の産生を誘導し，そのIgE抗体が肥満細胞と結合してヒスタミンを分泌させる．放出されたヒスタミンの作用で，血管は膨張し，血漿が溢れ出すことで局所は腫れ，血管が拡張することで皮膚が赤く見える．さらに，ヒスタミンは神経を刺激するために痒みとなる．この現象は，蚊の唾液が異物となった免疫の働きによって起こるアレルギー反応である．

が，17世紀にフランス国王の侍医が，出血死を防ぐためにヒツジの血液をヒトに輸血したことが記録されている．しかし，この輸血によって患者が死亡したことから，輸血禁止令が出されることになり，その後100年近く輸血はされなくなった．その後，1820年代にイギリスの産科医が，分娩により出血した産婦に輸血をし成功したことから，世界中で輸血が繰り返し行われるようになった．しかし，その成功率は50％以下といったひどい結果であった．この当時の失敗の原因解明には，1901年のランドシュタイナーの発見を待つ必要があった．ランドシュタイナーは，ヒトの血液には**ABO血液型**があり，同じ血液型を輸血しなければ，重い副作用や死亡事故を招くことを見出した．**図8-4**にランドシュタイナーの発見したABO血液型の意味を示した．A型のヒトの赤血球上にはA抗原があり，抗A抗体を混ぜると血液が凝集する．抗B抗体を混ぜてもA型赤血球は凝集しない．図の上段に，A型，B型，AB型，O型のヒトの赤血球上の抗原の発現と血清中の抗体の存在を示した．この抗原と抗体の存在が，異型輸血が不可能な理由であり，輸血に際して血液型を検査しなければならない理由である．その後，血液型以外にもヒトの細胞上には，そのヒトのもの（自己）であることを示す標識のような組織型（**主要組織適合抗原**）があることが見出され，臓器移植するためには，組織型を合わせる必要があることがわかってきた．**キラーT細胞**は，主要組織適合抗原上に異物の抗原（ウイルス抗原など）が提示されたときに，その細胞を攻撃する．また，キラーT細胞

■ランドシュタイナー
Karl Landsteiner (1868-1943)，オーストリアの病理学者であり，ABO血液型の発見者．

■主要組織適合抗原
細胞膜に結合しているタンパクで，ヒトにおいては，ヒト白血球抗原（HLA）とも呼ばれている（p.150参照）．自己と非自己を区別する際の標識となる．移植抗原とも呼ばれ，移植片と宿主との主要組織適合抗原が異なると重度の拒絶反応が起こる．

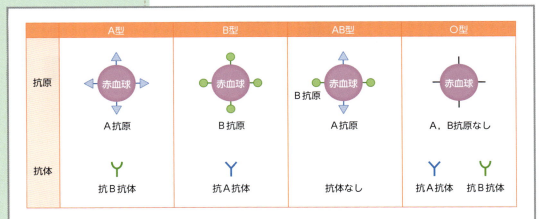

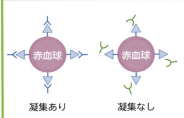

図8-4　感染以外の異物の侵入—輸血
ABO血液型にはA，B，AB，O型の4種類がある．A型のヒトは赤血球膜上にA抗原があり，血清中には自分の赤血球とは反応しない抗B抗体を持つ．同じように，B型のヒトは赤血球膜上にB抗原があり，血清中に抗A抗体を持つ．AB型のヒトは赤血球上にA抗原とB抗原の両方を持ち，血清中に抗A・抗B抗体を持たない．O型のヒトは赤血球膜上にA・B抗原はなく，血清中に抗A抗体と抗B抗体の両方を持つ．これらの抗原と抗体の反応により，異なる血液型の血液を混ぜると凝集したり，赤血球が破壊されるため（溶血），輸血時には必ず同じ血液型の血液を選ぶ必要がある．

は，自己とは異なる主要組織適合抗原を細胞上に発現している非自己（他人）の細胞に対しても攻撃を開始する（図8-5）．つまり，血液型や組織型を合わせない限り，移入された他人の血液や臓器は異物とみなされ，排除される結果になるため，血液型や組織型を合わせることが必須である．

❺ 免疫の定義

　免疫とは，昔は「一度病気にかかると二度と同じ病気にかからなくなること（＝疫病を免れる）」を指していたが，医療の進歩に伴って輸血や臓器移植なども行われるようになり，他人の血液や臓器が体内に侵入するようになった現在では，「生体が自己と非自己を識別して，非自己を排除し自己を防御する生体システム」と定義されるようになった．

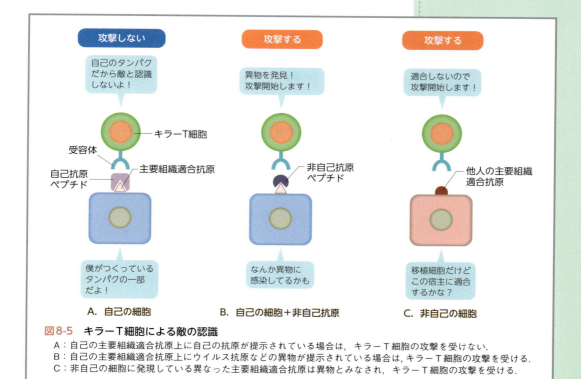

図8-5　キラーT細胞による敵の認識
A：自己の主要組織適合抗原上に自己の抗原が提示されている場合は，キラーT細胞の攻撃を受けない．
B：自己の主要組織適合抗原上にウイルス抗原などの異物が提示されている場合は，キラーT細胞の攻撃を受ける．
C：非自己の細胞に発現している異なった主要組織適合抗原は異物とみなされ，キラーT細胞の攻撃を受ける．

2. 免疫監視機構にはどのようなものがあるのか？

われわれの体に備わっている異物（細菌やウイルスなど）を排除しようとする機構は2種類ある．一つは，非特異的防御機構（自然免疫）であり，どのようなタイプの異物であってもまずは排除しようとする一般部隊である．もう一つは，特異的防御機構（獲得免疫）であり，潜水艦に対しては駆逐艦を，飛行機に対しては高射砲を用意するといったように，その異物にあわせた攻撃を行う精鋭部隊である．次にそれぞれの防御機構について解説する．

❶ 非特異的防御機構（自然免疫）（p.124の図7-7参照）

ⓐ 物理的・機械的因子　微生物の侵入を防ぐための上皮組織のバリア機能，粘膜上皮の線毛運動などがあげられる．

ⓑ 液性因子　涙や，唾液，鼻汁，胃酸などは微生物を洗い流したり，生育を阻害する働きを示す．

ⓒ 細胞性因子　好中球とマクロファージは，微生物を貪食して破壊する．NK細胞（ナチュラルキラー細胞）はウイルス感染細胞を破壊する．

ⓓ インターフェロンやリゾチーム　ウイルスや細菌感染に

リゾチーム
主に細菌細胞壁にある糖タンパクの一種を加水分解する酵素で，組織や分泌物に含まれており，細菌の破壊に役立っている．

免疫グロブリン
リンパ系細胞によって産生される免疫を担うタンパクで，抗原に対して特異的に結合する働きを持つ．抗体とも呼ばれる．

伴って，リンパ球やマクロファージから分泌されるIFNやリゾチームなどはウイルスの増殖を抑制したり，細菌を破壊したりする．

❷ **特異的防御機構（獲得免疫）**（p.124の図7-8参照）

獲得免疫は**液性免疫**と**細胞性免疫**の2つに分けられる．

液性免疫発見の経緯は次のとおりである．ジフテリア毒素の免疫を持っている個体から採取した血清（血液中の血球成分と凝固因子を除いた液体）を，免疫を持っていない別の個体に注射することでジフテリア毒素への抵抗性を獲得することが判明した．これは，ジフテリア毒素の免疫を持つ個体の血清中に，ジフテリア毒素に抵抗性を持つ物質が存在すると考えられ，これが液性免疫の発見に結びついた．この仕組みは，**B細胞**（**Bリンパ球**）由来の**免疫グロブリン**（**抗体**）が関与する防御機構である．B細胞表面にある**表面免疫グロブリン**に結合する異物を抗原と認識し，活性化して増殖する．さらに，B細胞は**形質細胞**に分化して抗原特異的な**抗体**を産生し，抗原と結合して異物を排除する．ジフテリアの場合には抗ジフテリア抗体が産生されて，ジフテリアに対してのみ働くようになる．現在でもこのような血清を使った治療法は行われている．たとえば，ハブにかまれたときの抗ハブ毒血清などがある．このように抗体や抗体を含んだ血清を注入する治療法は，**受動免疫**と呼ばれる（近年では，癌に対してキラーT細胞を輸注する方法も実施されており，これも受動免疫の一つである）．一方，不活化インフルエンザワクチンの接種のように，免疫応答を能動的に動かして抗体をつくらせる方法を**能動免疫**と呼ぶ．

細胞性免疫発見の経緯は次のとおりである．結核菌に感染した個体の末梢血を別の個体に移入すると，結核に対する抵抗性を獲得できることが判明し，細胞性免疫の発見につながった．この仕組みは**T細胞**（**Tリンパ球**）が担っており，T細胞の受容体（レセプター）と特異的に結合する抗原を認識すると，活性化・増殖して**キラーT細胞**に分化し，抗原（異物）を攻撃する防御機構である（図8-5-B）．細胞性免疫が効果を発揮するのは，抗体が侵入することができない細胞のなかに寄生できる結核菌，サルモネラ菌やウイルスなどの微生物であり，その細胞ごと破壊する．

3. 免疫系の仕組みと働き
❶ **免疫系の主な臓器**

リンパ組織は，全身に張り巡らされたリンパ管とリンパ節から

構成されている．そのなかを流れるリンパ液は，最終的には静脈系に流入する．リンパ系の役割は，リンパ球が全身をパトロールする道を形成していることである．

❷ 特異的防御機構（獲得免疫）のメカニズム

異物を排除する特異的防御機構は以下の4つのステップから成り立っている．

　ⓐ **自己か非自己かを区別する**　　**抗原提示細胞**（マクロファージや樹状細胞，ランゲルハンス細胞，B細胞）は異物の持つタンパクや糖鎖などの抗原をT細胞（ヘルパーT細胞やキラーT細胞など）に知らせるために，細胞表面の主要組織適合抗原上に非自己である抗原（異物）を提示する（**図8-6**）．そして，非自己の抗原だけがT細胞に敵として認識される．このように抗原提示細胞は，自然免疫から獲得免疫への橋渡しとなる役割も担っている．

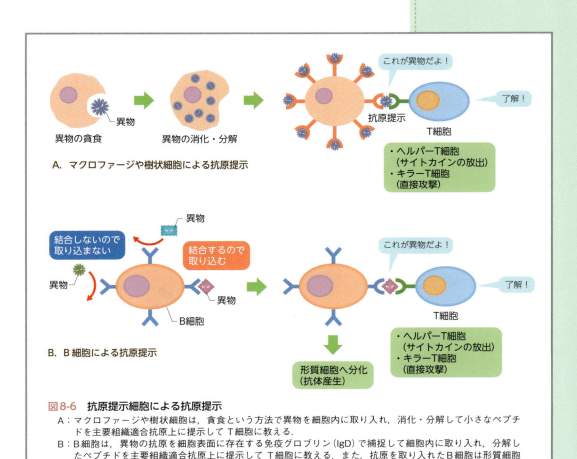

図8-6　抗原提示細胞による抗原提示
A：マクロファージや樹状細胞は，貪食という方法で異物を細胞内に取り入れ，消化・分解して小さなペプチドを主要組織適合抗原上に提示してT細胞に教える．
B：B細胞は，異物の抗原を細胞表面に存在する免疫グロブリン（IgD）で捕捉して細胞内に取り入れ，分解したペプチドを主要組織適合抗原上に提示してT細胞に教える．また，抗原を取り入れたB細胞は形質細胞に分化して抗原特異的な抗体産生を行う．

リンホカイン
サイトカインのなかでリンパ球によって産生される免疫担当細胞の増殖に関与するタンパクの総称である．主な働きは，細胞性免疫応答を発現させたり調節したりする．

ⓑ **ヘルパーT細胞の活性化**　抗原提示細胞から非自己抗原を提示されたヘルパーT細胞は活性化して**IL-2**などの**サイトカイン**（**リンホカイン**）を産生する．

ⓒ **B細胞とキラーT細胞の活性化**　非自己抗原に結合したB細胞がヘルパーT細胞の産生するサイトカインによって増殖・分化して**形質細胞**になって**抗体**を産生し攻撃する．また，図8-5に示したように，非自己の主要組織適合抗原や非自己抗原を提示されたキラーT細胞もヘルパーT細胞の産生するサイトカインによって増殖・活性化して，移植された他人の細胞やウイルス感染した細胞などを破壊する．

ⓓ **異物の掃除**　中和された抗原や破壊された細胞などを処理するためにマクロファージなどが活性化して異物を貪食する．

❸ 抗体（免疫グロブリン）

抗体は，異物の**抗原**に特異的に**結合**する．抗体が結合した異物は，マクロファージや好中球によって貪食されやすくなる．

ⓐ **抗体の構造**　抗体は2本の**重鎖**（**H鎖**）と2本の**軽鎖**（**L鎖**）からできており，抗原と結合する**可変領域**と結合に関係しない**定常領域**から成り立っている．可変領域には**超可変領域**が存在し，さまざまな抗原に対応して結合構造を変えられるようになっている（図8-7）．また，重鎖の定常領域の構造によって，抗体は5つのタイプに分けられている．

ⓑ **抗体の種類**　表8-1に各タイプごとの抗体の特徴を示した．**IgG**は，抗体の基本構造で，ヒト免疫グロブリンの70～75％を占

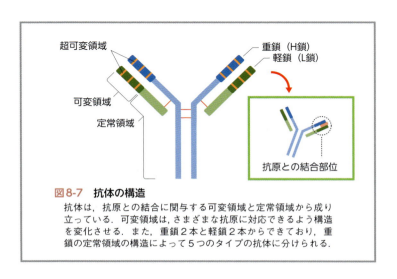

図8-7　抗体の構造
抗体は，抗原との結合に関与する可変領域と定常領域から成り立っている．可変領域は，さまざまな抗原に対応できるよう構造を変化させる．また，重鎖2本と軽鎖2本からできており，重鎖の定常領域の構造によって5つのタイプの抗体に分けられる．

表8-1 抗体の種類

Igクラス	分子量	血中濃度（g/L）	特徴
IgG	150,000〜170,000	8〜17	細胞傷害性，中和，胎盤通過，二次免疫応答
IgM	960,000	0.5〜1.9	一次免疫応答，5量体
IgA	160,000	1.4〜4.2	粘膜免疫，2量体
IgE	200,000	0.0001〜0.0014	アレルギー，肥満細胞と好塩基球に結合
IgD	180,000	0.003〜0.04	リンパ球表面抗原

Ig：immunoglobulin（免疫グロブリン）

める．血漿中に最も多い抗体で，半減期は21日と最も長い．2回目の異物の侵入によって産生される抗体で，二次免疫応答に関与している．また，胎盤を通過する唯一の抗体で，免疫能が成熟していない新生児の感染抵抗性の源となっている．IgMは，ヒト免疫グロブリンの約10％を占め，抗体が5つ結合した5量体として存在するため，分子量が最も大きい．1回目の異物侵入後に産生される抗体で，一次免疫応答に関与している．IgAは，ヒト免疫グロブリンの10〜15％を占め，主に鼻汁や唾液，母乳，腸液中に存在する．分泌される場合には抗体が2つ結合した2量体の構造をとり，粘膜での異物排除に働いている．IgEは，ヒト免疫グロブリンの0.001％以下と極微量しか存在しない抗体で，アレルギー反応に関係している．IgDは，ヒト免疫グロブリンの1％以下で，主にB細胞表面に存在し，抗体産生の誘導に関与する．

B アレルギー

免疫の本質が異物の排除であるため，異物を破壊するためのタンパク分解酵素の放出やウイルス感染細胞の破壊など，免疫応答の現場では多かれ少なかれ正常組織の傷害という不利益な結果がもたらされる．とくに異物自身がそれほど有害でない場合には，生体にとっては組織傷害という不利益のみがもたらされることになる．その代表例がアレルギーと呼ばれる反応であり，アレルギーによって発症する疾患がアレルギー性疾患と呼ばれる．

アレルギー反応は，その発症機序の違いからⅠ〜Ⅴ型に分類される．Ⅰ〜Ⅲ型とⅤ型アレルギーは液性免疫によるもので，その

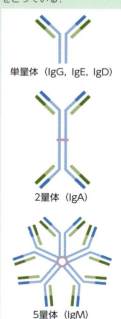

■ 5量体・2量体
抗体は以下のような結合の形をとっている．

単量体（IgG, IgE, IgD）

2量体（IgA）

5量体（IgM）

主犯格は抗体である．Ⅳ型アレルギーは細胞性免疫によるもので，その主犯格は，T細胞（Tリンパ球）である．表8-2に5つのアレルギー型のそれぞれの特徴をまとめた．

表8-2　アレルギーの分類と特徴

アレルギーの型	関与する因子	主な病態
Ⅰ型アレルギー（即時型）	IgE抗体（＋肥満細胞，好塩基球）	アレルギー性鼻炎，アトピー性皮膚炎，蕁麻疹，気管支喘息，アナフィラキシーショックなど
Ⅱ型アレルギー（細胞傷害型）	IgGやIgM抗体（＋補体，T細胞）	不適合輸血，自己免疫性溶血性貧血，特発性血小板減少性紫斑病，重症筋無力症など
Ⅲ型アレルギー（免疫複合体型）	免疫複合体〔抗原と抗体（主にIgG抗体）の結合物〕（＋補体，好中球）	糸球体腎炎，悪性関節リウマチ，シェーグレン症候群，全身性エリテマトーデスなど
Ⅳ型アレルギー（遅延型）	T細胞	接触性皮膚炎，移植片の拒絶，ツベルクリン反応など
Ⅴ型アレルギー（刺激型）	抗体	バセドウ病など（重症筋無力症をⅤ型に分類する見解もある）

免疫応答の多様性をつくる機構とは？

　免疫応答が異物と自分を構成するものとを区別し，異物を排除する機構と理解すると，免疫応答は，ありとあらゆる異物を認識できることになる．そして，体のなかに一度も入ったことのない異物に対しても，それを認識して排除できることになっている．抗体でいえば，自分以外のありとあらゆるものに結合できる抗体が存在することになる．どのようにして，このような多様性が可能になっているのだろうか？

　抗体は，H鎖2本とL鎖2本の4本でできている．H鎖の可変領域は，3つの部品から構成されている．3つの部品とは，V領域（約1,000種類のなかから1つ選択される），D領域（約30種類のなかから1つ選択される），J領域（約6種類のなかから1つ選択される）であるが，この組み合わせは，1,000×30×6＝180,000種類となる．L鎖の可変領域はVとJから構成されており，この組み合わせが1,000×6＝6,000種類となる．抗体は，この2つからできているため，その種類は180,000×6,000＝1,080,000,000種類となり，10億を超える．加えて遺伝子の変異が入るため，10^{11}から10^{16}くらいの種類の抗体をつくることができる計算になる．このように兆を超える種類の抗体をつくり出して，ありとあらゆる異物に結合して排除できるようにしている．この多様性ができるメカニズムは，1987年にノーベル医学・生理学賞を受賞した利根川進博士によって発見された．

1. I型アレルギー

短時間で反応が現れるため，即時型アレルギーとも呼ぶ．その機序は，これまで体に一度も侵入されたことのないアレルゲン（抗原）に初めて曝露されると，免疫応答によりB細胞からIgE抗体が産生され，肥満細胞のIgE受容体にこのIgE抗体が結合することになる（この状態ではアレルギーは起きない）．そして，このアレルゲンに特異的なIgE抗体と結合した肥満細胞はそのまま存在することになる．そして，再度同じアレルゲンに曝露され，肥満細胞上の特異的IgE抗体にアレルゲンが結合すると肥満細胞から顆粒が放出される．顆粒中にはヒスタミンが含まれており，血管透過性の亢進や血管拡張などを誘導し，発赤や腫脹が起こり，末梢神経が刺激される結果，痒みなどの症状が現れる（図8-8）．

I型アレルギー疾患はアレルギーのなかでも最も多く，気管支喘息やアレルギー性鼻炎（花粉症），アトピー性皮膚炎などのほか，一過性の皮膚症状を呈する蕁麻疹や重篤な全身症状を呈するアナフィラキシーショック（全身の血管拡張による急激な血圧低下）など症状もさまざまである．図8-3（p.133参照）でも触れたように，蚊に刺されて腫れてくる現象もこの機序によって起こる．

2. II型アレルギー

何らかの原因で自分の細胞表面に抗原（自己抗原や薬物関連抗原など）が現れ，IgG抗体やIgM抗体が結合することで起こるア

蕁麻疹
皮下組織中の肥満細胞が刺激されて，ヒスタミンなどの化学物質が放出される．血管の拡張や透過性が亢進するために皮膚に赤い膨疹ができる（下図：I型アレルギー）．

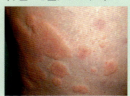

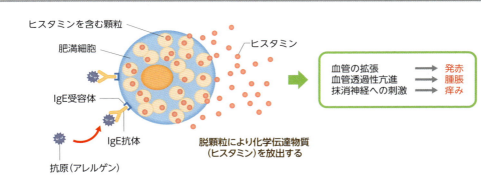

図8-8 I型アレルギー
① 初めて曝露される抗原（アレルゲン）による刺激でB細胞よりIgE抗体が産生され，肥満細胞や好塩基球のIgE受容体と結合する（この時点ではアレルギーは発症しない）．
② その後，2度目の曝露時には，抗原が肥満細胞表面上のIgE抗体と結合し，その刺激により，脱顆粒が起きる．
③ 脱顆粒によりヒスタミンが放出され，血管拡張や血管透過性が亢進する．
④ 化学伝達物質が好酸球を動員し，末梢血中の好酸球が増加する．

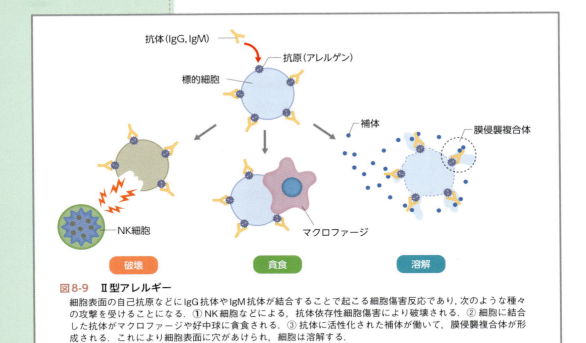

図 8-9　Ⅱ型アレルギー
細胞表面の自己抗原などにIgG抗体やIgM抗体が結合することで起こる細胞傷害反応であり，次のような種々の攻撃を受けることになる．①NK細胞などによる，抗体依存性細胞傷害により破壊される．②細胞に結合した抗体がマクロファージや好中球に貪食される．③抗体に活性化された補体が働いて，膜侵襲複合体が形成される．これにより細胞表面に穴があけられ，細胞は溶解する．

■ **自己免疫性溶血性貧血**
自分の赤血球膜上の抗原と結合する自己抗体が産生される結果，赤血球が破壊されて貧血になる．溶血とは，赤血球が破壊され，その成分であるヘモグロビンが血漿中に溶出する現象である．

■ **特発性血小板減少性紫斑病**
何らかの理由で自己の血小板に結合する自己抗体が産生され，血小板が破壊されて，出血しやすくなる疾患である．

■ **可溶性抗原**
細胞や組織に結合せずに，血漿中に溶解しているような抗原．このような抗原であっても，抗体は抗原と結合でき，結合した抗原抗体複合物は多分子が集まることになり，血漿内では沈殿することになる．

レルギーで，主に赤血球や血小板などの細胞に起きる．免疫細胞から種々の攻撃を受けて破壊されるため，**細胞傷害型アレルギー**とも呼ぶ．**自己免疫性溶血性貧血**■や**特発性血小板減少性紫斑病**■などの疾患があげられる．Ⅱ型アレルギーの典型的な機序を**図 8-9**に示した．また，不適合輸血後の溶血反応もこの機序によるものである．多くの場合，ABO血液型の型違い輸血によるもので，患者が持っている血漿中の抗体と輸血された赤血球膜上の抗原が反応することによって，主に輸血された赤血球が破壊される（p.134の**図 8-4**参照）．

3．Ⅲ型アレルギー

Ⅲ型アレルギーは**免疫複合体型アレルギー**とも呼ぶ．細胞や組織に結合していない**可溶性抗原**■と抗体（主にIgG抗体）が結合した**抗原抗体複合物**が，血管壁や組織（腎臓や関節など）に沈着し，さらに活性化した**補体**（p.70参照）が結合することでⅡ型アレルギー同様に膜侵襲複合体が形成され，細胞に傷害を与える．また，好中球などは抗体に引き寄せられるが，抗原抗体複合物が大きくて貪食できないため，その反応としてタンパク分解酵素や活性酸

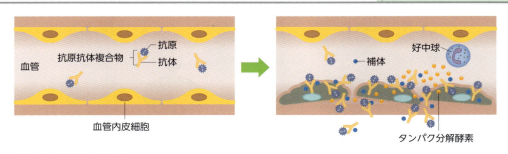

図8-10 Ⅲ型アレルギー
可溶性抗原と抗体が結合した抗原抗体複合物が形成される．その後，抗原抗体複合物が沈着，補体と結合することで膜侵襲複合体を形成し，血管内皮細胞や血管壁を越えて組織を攻撃する．さらには，好中球などがタンパク分解酵素を放出することでさらなる傷害を与える．

素などを放出する．その結果，近辺の血管内皮細胞が傷害されて，図8-10に示したように血管壁や組織などに炎症が生じる．

Ⅲ型アレルギーの例としては，溶連菌一次感染の3〜4週間後に出現する**急性糸球体腎炎**があげられる．これは溶連菌感染症の治療が適切でない場合に，溶連菌に対する抗体がつくられ，溶連菌と抗体が抗原抗体複合物として糸球体の血管壁に沈着した結果，急性糸球体腎炎が引き起こされるものである．自己免疫機序で発症する**慢性糸球体腎炎**の多くも，Ⅲ型アレルギーの機序で発症する．

4．Ⅳ型アレルギー

Ⅳ型アレルギーはこれまでのⅠ〜Ⅲ型のように抗体が関与する反応とは異なり，抗原と特異的に反応する**T細胞**による**細胞性免疫の過剰反応**で起こるアレルギーである．このT細胞の反応は，抗体を産生するB細胞の反応（**液性免疫**）に比べて遅く，抗原侵入から数日かかるため，**遅延型アレルギー**とも呼ぶ．

抗原提示細胞から抗原の情報を受け取ったヘルパーT細胞は，自らを活性化することで**感作T細胞**となり，次の攻撃に備えてその抗原を記憶するようになる．このことをT細胞が**感作**されたという．そして，次に同じ抗原が侵入したときには，さまざまなサイトカインを放出して，マクロファージやキラーT細胞を過剰に活性化させ，抗原を破壊することで組織の**炎症**を引き起こす（図8-11）．

接触皮膚炎や**ツベルクリン反応**，結核感染などによる**肉芽腫**の形成，**移植臓器の拒絶反応**などがこのタイプの反応である．

■ 慢性糸球体腎炎
タンパク尿や血尿が少なくとも1年以上続く慢性の腎臓病で，糸球体に免疫複合体が沈着することで発症することが多い疾患群を指す．

■ ツベルクリン反応
結核菌の過去または現在における感染の有無を判定できる．ツベルクリン（結核菌の成分）を皮内に注射し膨疹をつくると，結核菌に対する免疫がある人は，注射部位が48時間後で最大に反応し，陽性の場合は発赤や硬結をつくる（Ⅳ型アレルギーを利用した検査）．陰性の場合は結核予防ワクチンであるBCGを注射することになる．

■ 肉芽腫
慢性的な炎症反応によって形成される腫瘤で，顕微鏡的に類上皮細胞，マクロファージ，組織球，巨細胞などの炎症細胞が集合し，この周囲をリンパ球，形質細胞と線維組織が取り囲んでいる巣状病変を指す（p.3の図1-1参照）．

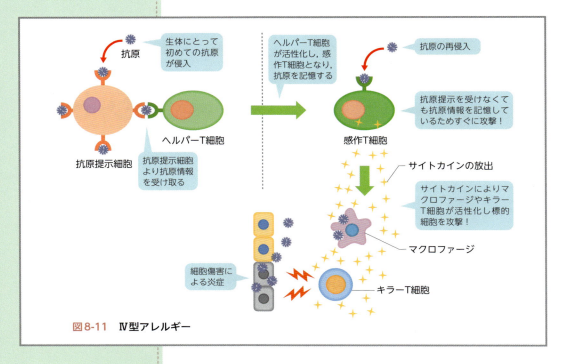

図8-11　Ⅳ型アレルギー

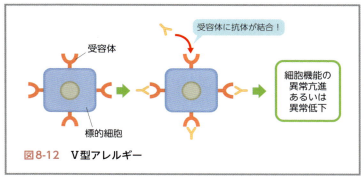

図8-12　Ⅴ型アレルギー

5．Ⅴ型アレルギー

　何らかの原因で，自己細胞表面の受容体に対する抗受容体抗体がつくられ，受容体に結合し刺激することで細胞機能の異常亢進あるいは低下が起きるアレルギーである（図8-12）．自己抗体の刺激が起こるため，**刺激型アレルギー**とも呼ばれる．また，その機序はⅡ型アレルギーに似ているためにⅡ型の亜型とも呼ばれるが，炎症などの細胞傷害は起きない．

　たとえば，**バセドウ病**は甲状腺濾胞細胞の表面にあるTSH（甲状腺刺激ホルモン）受容体に抗TSH受容体抗体が結合したことで，細胞が甲状腺ホルモンを過剰に分泌する病態である．

表8-3 免疫の望ましい作用と望ましくない作用

機　序	免疫反応物	望ましい作用	望ましくない作用
細胞傷害性	IgG抗体 IgM抗体	細菌の殺傷	Ⅱ型アレルギー
免疫複合体	IgG抗体	感染巣への好中球の動員	Ⅲ型アレルギー
細胞依存性	T細胞	ウイルス感染細胞の破壊	Ⅳ型アレルギー

6. 免疫の功罪は表裏一体

　アレルギーの大部分は，IgE抗体が関与するⅠ型アレルギーであるが，Ⅱ～Ⅳ型アレルギーのように，標的が違えば正常の免疫応答となんら変わりのないものもある．**表8-3**に免疫の望ましい作用と望ましくない作用をまとめた．抗体による細菌の破壊は感染症に対する免疫の主な防御機構の一つであるが，自己の赤血球表面抗原を認識する抗体が産生されてしまうと，自己の赤血球が抗体によって破壊される自己免疫性溶血性貧血となってしまう．不適合輸血も同様に生体内にある抗体によって輸血された血液が破壊され，不都合な反応となる．同様に，抗原抗体複合物も感染局所にできれば，好中球の動員を図って細菌感染を抑える働きをするが，血中で抗原抗体複合物が大量に産生されると，糸球体の血管に沈着して糸球体腎炎を引き起こす不都合な反応ということになる．このように，免疫の功罪は表裏一体である．

C 自己免疫疾患

　図8-5-A（p.135参照）に示したように，T細胞は自己の抗原に対しては反応を示さない（**自己寛容**）．その理由として，**制御性T細胞**が存在することが知られている．しかし，この状態が何らかの理由で崩れると，自己抗原が攻撃されて**自己免疫疾患**が発症する．ある臓器にだけ存在する自己抗原が標的となる場合は**臓器特異的自己免疫疾患**と呼び，すべての臓器に存在する自己抗原が標的となる場合は，**全身性自己免疫疾患（臓器非特異的自己免疫疾患）**と呼ぶ．関節リウマチや全身性エリテマトーデスなどの**膠原病**は，全身性自己免疫疾患に分類される．主な自己免疫疾患を**表8-4**に示した．**バセドウ病**では，甲状腺細胞の膜表面に存在す

■ 膠原病
皮下組織などの細胞間隙を埋めているコラーゲン（膠原線維）がその構造を失い，ガラス様に変化した状態を呈するフィブリノイド変性が共通してみられる全身性自己免疫疾患である．

表8-4　主な自己免疫疾患

疾患名	侵される（主な）臓器	主な病態
臓器特異的自己免疫疾患		
橋本病	甲状腺	甲状腺機能低下
バセドウ病	甲状腺	甲状腺機能亢進
悪性貧血	胃	貧血
アジソン病	副腎	副腎皮質機能低下症
重症筋無力症	筋肉	筋力の低下
自己免疫性溶血性貧血	血液	貧血
特発性血小板減少性紫斑病	血液	血小板減少
全身性自己免疫疾患		
関節リウマチ	関節滑膜，血管など	関節炎など
シェーグレン症候群	涙腺，唾液腺	乾燥症候群
全身性エリテマトーデス	結合組織，血管，漿膜，腎など	免疫複合体腎炎，漿膜炎，蝶形紅斑など
血管炎症候群	筋性血管，腎など	多彩な全身症状，腎障害など
全身性強皮症	結合組織，皮膚，食道，肺など	皮膚硬化，肺線維症，嚥下困難など

指定難病

厚生労働省は，「発病の機構が明らかではない」，「治療方法が確立していない」，「希少な疾患である」，「長期の療養が必要である」という要件を満たす疾患を「難病」と位置づけ，そのなかで「患者数がわが国で一定数（現行の基準では18万人・人口の0.142%未満）に達しない」，「客観的な診断基準，またはそれに準ずる基準が確立している」という要件を満たしている疾患を「指定難病」と位置づけている．難病の患者に対する医療等に関する法律（難病法）によって規定されている「指定難病」は，338疾患あり（2023年1月現在），指定難病の患者は医療費の助成を受けることができる．全身性エリテマトーデス，シェーグレン症候群，特発性血小板減少性紫斑病などが「指定難病」に指定されている．

る甲状腺刺激ホルモン受容体に対する自己抗体ができ，この自己抗体が受容体を刺激するため甲状腺機能が亢進する．**特発性血小板減少性紫斑病**では，血小板細胞膜表面抗原に対する自己抗体ができる結果，血小板が破壊され，血小板数の減少に起因して，皮膚粘膜の出血，紫斑，さらに臓器出血などを発症する．全身性自己免疫疾患では，ある特定の臓器にのみ存在する抗原に対する自己免疫反応ではなく，たとえば，**全身性エリテマトーデス**ではDNAに対する自己抗体ができることが病態の本質である．その結果，結合組織や血管など全身に病変が広がってくる．これらの自己免疫疾患の多くは，「難病の患者に対する医療等に関する法律（難病法）」に基づいて**指定難病**に指定されており，国が医療費の助成を行っている．

　自己免疫疾患の発症機序は依然として不明であるが，病態を形成してくる機序は前述のアレルギーのうち，Ⅱ〜Ⅳ型のメカニズムが働いている．自己免疫性溶血性貧血では，自己の赤血球膜上抗原に対して自己抗体が形成されて，Ⅱ型アレルギーの機序で赤血球が破壊される．また，関節リウマチや全身性エリテマトーデスなどの膠原病では，免疫複合体が関与するⅢ型アレルギーがその機序として働いている．関節リウマチではⅣ型アレルギーも関与する．

D　免疫不全症

先天的あるいは後天的な原因によって免疫機能が働かない状態

になることがあり，これを免疫不全と呼ぶ．免疫の力と病原体の力のバランスによって感染症の発症が決まることから，免疫不全に陥ると感染症にかかりやすくなることはよく理解できる．そのため免疫機能が正常な健常者では問題にならない微生物でも，免疫不全者においては感染症が発症しやすくなる（日和見感染症）．

1. 免疫不全症の分類

図8-13に主な免疫不全症の分類を示した．原発性免疫不全症（先天性免疫不全症）は，細胞性免疫不全症（ディジョージ症候群など），液性免疫不全症（ブルトン病など），複合免疫不全症（ADA欠損症など）の3つに分けられる．続発性免疫不全症（後天性免疫不全症）は，疾病によるもの（AIDS，悪性腫瘍，糖尿病など），医原性のもの（ステロイド薬や免疫抑制薬の投与など），そのほかの加齢や栄養失調に伴うものに分類される．

2. 乳幼児，高齢者における免疫機能低下

生まれたばかりの新生児においては，免疫機能が成熟していないため，胎児期に胎盤を通過してきた母体由来のIgGによって守られている（図8-14）．母体由来のIgGも生後3〜6ヵ月後にはほぼ消失する．しかし，新生児の免疫機能は生後1ヵ月を過ぎる頃より発達し始め，1歳頃には成人の半分くらいまで成長してくる．成人並みになるのは，小学生以降となる．

RSウイルスはかぜの原因ウイルスの一つで，成人に感染する

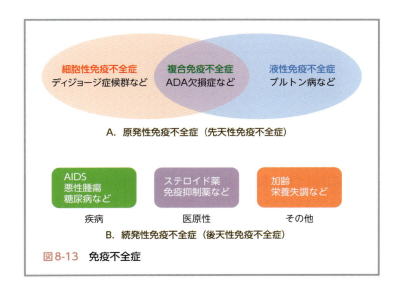

図8-13　免疫不全症

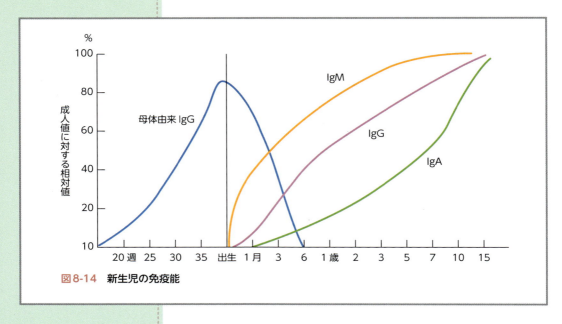

図8-14　新生児の免疫能

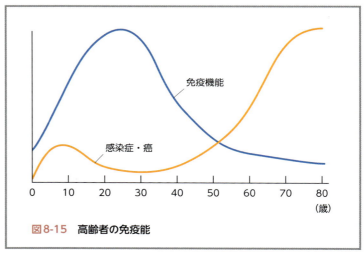

図8-15　高齢者の免疫能

と鼻水や咳などの症状をもたらすだけであるが，とくに乳児期早期（生後数週間〜数ヵ月間）にRSウイルスに初感染した場合は，細気管支炎，肺炎といった重篤な症状を引き起こすことがあり，感染しないように注意をする必要がある．

　加齢に伴って癌の発症や肺炎の発症が増加することから，高齢者においては免疫機能が低下していると考えられる（図8-15）．獲得免疫系ではT細胞の機能低下が最も顕著に認められる．造血幹細胞からT細胞への分化や，胸腺での分化成熟が低下するため，新しい抗原に反応するT細胞が少なくなり，記憶T細胞が総体的

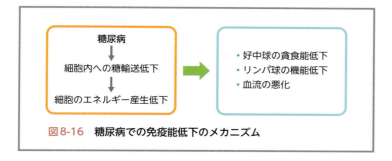

図 8-16 糖尿病での免疫能低下のメカニズム

に増加することになる．自然免疫系のNK細胞やマクロファージ，好中球の機能も低下することがわかっている．これらの低下によって，高齢者においては細菌感染からウイルス感染まで幅広い感染源に対して抵抗力が低下する．

3. 糖尿病における免疫機能低下

糖尿病になると，肺炎や膀胱炎などの感染症にかかりやすくなることが知られている．また，感染症が急速に重症化することも多く，回復に時間がかかる．糖尿病になるとなぜ免疫機能が低下するのか？ それは，図8-16に示したように細胞内へのグルコースの輸送が低下するために，血液中のグルコース濃度が高くなるからである．細胞内へのグルコース輸送の低下は，細胞内でのエネルギー産生の低下をもたらし，細胞機能の低下をもたらす．そして，すべての細胞の機能が低下するため，免疫担当細胞である好中球の細菌貪食能，リンパ球の抗体産生やキラー活性の低下が認められる．また，高血糖状態では細い血管での血流の低下が認められ，酸素や栄養の供給が低下するために免疫担当細胞の機能がさらに低下するといった悪循環が起きてくる．

E 移植免疫

1. 自己と非自己の区別

輸血や移植においては，ヒトの細胞の表面にある血液型や組織型といったタンパク抗原を免疫担当細胞が認識し，自己と非自己が区別され，非自己については排除されることをこれまで学んだ．血液型についてはすでに詳しく解説したので（p.133参照），ここでは移植の際に重要となる組織型についてもう少し詳しく解説する．

ヒト白血球抗原（HLA）

HLA は human leucocyte antigen の略．赤血球の血液型と同じように，白血球をはじめとする全身の細胞にはヒト白血球抗原といわれる型がある．この抗原は，個人によって異なるため自己標識となり，移植の際に重要となってくる．ヒトの主要組織適合抗原としては数多くのものがあるが，最初の発見が白血球であったため，ヒトの主要組織適合抗原のことをヒト白血球抗原（HLA）と呼ぶ．

　それでは，他人の皮膚が移植された場合には，具体的にどのように非自己であると認識されるのか？ なぜ自分の細胞は排除されずに他人の細胞だけ排除されるのか？

　主要組織適合抗原とは，ほとんどの脊椎動物に存在する細胞表面の自己と非自己を区別する目印であり，ヒトでは**ヒト白血球抗原（HLA）**とも呼ばれている．HLAはクラスⅠ（HLA-A，HLA-B，HLA-C）とクラスⅡ（HLA-DR，HLA-DQ，HLA-DP）に大別され，**HLAクラスⅠ**は，自己と非自己を区別する目印としてほとんどすべての有核細胞と血小板の表面上に発現されている．**HLAクラスⅡ**は，マクロファージや樹状細胞などの抗原提示細胞など限られた細胞の表面上に発現しており，微生物などの異物の抗原を自己のリンパ球に知らせるために働いている．移植の際に自己と非自己を区別する主な目印となるのは，この6種類のうちのHLA-A，HLA-B，HLA-C，HLA-DRの4種類とされており，臓器移植の際にはこの4種類を合わせることが必須となる．それぞれのHLAには多型性があり，たとえばHLA-Aには27種類以上あり，HLA-A，HLA-B，HLA-C，HLA-DRの組み合わせの数は数万通りにも及ぶため，すべての型を合わせることは他人同士では非常に難しくなる．ただし，臓器提供者である**ドナー**が兄弟姉妹であれば話は変わってくる．すべてのHLA遺伝子は第6染色体上にのっており，子供は両親から染色体を1本ずつ受け継ぐため，**図8-17**に示した

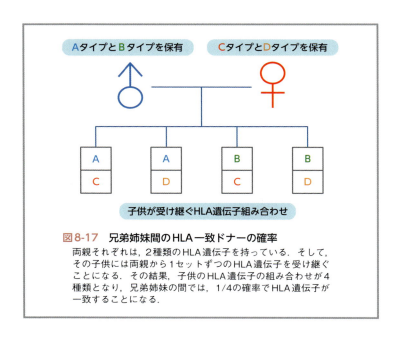

図8-17　兄弟姉妹間のHLA一致ドナーの確率
　両親それぞれは，2種類のHLA遺伝子を持っている．そして，その子供には両親から1セットずつのHLA遺伝子を受け継ぐことになる．その結果，子供のHLA遺伝子の組み合わせが4種類となり，兄弟姉妹の間では，1/4の確率でHLA遺伝子が一致することになる．

ように両親から受け継いだ2つのHLA遺伝子セットを持っていることになる．つまり，子供のHLA遺伝子の組み合わせは4種類ということになるため，兄弟姉妹の間では，1/4の確率でHLA遺伝子の一致したドナーがみつかるということになる．

2. 拒絶反応

自分自身の細胞や組織を使った**自家移植**や遺伝子のタイプが同じである一卵性双生児からの**同系移植**は，免疫系においてとくに問題は起きない．しかし，一卵性双生児以外の血縁者や非血縁者からの移植の場合には，**レシピエント**（ドナーから臓器提供を受ける患者）において免疫系が移植片を異物と認識して**拒絶反応**を起こす可能性がある．そのため，従来の腎移植などでは拒絶反応を少なくするために，組織適合性のHLAの一致が求められてきた．しかし最近では，免疫抑制薬の進歩によって，HLAの適合度による影響は低下してきており，本来HLAが一致していない夫婦間などによる腎移植の成績もよくなってきている．ただし，免疫抑制薬を一生服用しなければならず，感染症の発症や悪性腫瘍の発生などの合併症が問題となっている．

3. 移植片対宿主反応

いわゆる拒絶反応は，レシピエント側の免疫細胞がドナー側の移植細胞を非自己と認識し，攻撃・排除する反応であるのに対し，**移植片対宿主（GVH）反応**とは，輸血や臓器移植の際に，ドナーの血液や移植片に含まれるリンパ球がレシピエントの体の細胞を異物として攻撃する反応を指す．たとえば，骨髄移植のような造血幹細胞移植後に，生着した造血組織で誕生するドナー由来のリンパ球が，移植された宿主の細胞を異物として認識して攻撃するため，皮膚や腸管，肝臓などで臓器障害が起こることがある（発疹，下痢，肝障害など）．同様の反応は，まれに輸血後にも起こることがあり，輸血血液中に含まれていたリンパ球が増殖して，輸血をされた宿主の体を攻撃することがある．最近では，輸血後のGVH反応を予防するために，リンパ球の増殖機能を奪う目的で放射線照射した輸血製剤を使用している．

拒絶反応
移植された臓器がレシピエントの免疫担当細胞によって排除されることを指す．主要組織適合抗原は移植にあたり適合させているものの，マイナー組織適合抗原を合致させていないため，レシピエントの免疫担当細胞にとっては異物と認識されてしまう．この反応を抑えるために，免疫抑制薬が投与されている．

GVH
graft versus hostの略．

免疫および免疫異常によって発症する主な疾患

　免疫は，生まれつき備わった身を守るためのシステムであることから，免疫反応は生体を傷つけることのない，優しい反応であるとの誤解を持っている人も少なくない．しかしながら，これまで学んだように免疫反応は必ずしも優しい反応ではなく，「肉を切らせて骨を断つ」くらいの激しい反応であることをよく理解してほしい．たとえば，肝炎が発症するのはウイルス感染が引金ではあっても，炎症を引き起こしている本体は免疫反応である．「○○炎」と名前がつくほぼすべての疾患は免疫が引き起こしている．つまり，免疫反応そのものが，急性上気道炎や咽頭炎，肺炎，胃炎など数え上げたらきりがないくらいの疾患の原因となっている．

　また，異物に対する免疫応答が宿主に不都合な反応を示すようなアレルギー疾患や，免疫反応システムに異常が起きると自己を異物と認識するような自己免疫疾患なども発症する．アレルギー疾患としては，アレルギー反応そのものが多彩であるため，疾患も多彩で，気管支喘息や花粉症のような典型的なアレルギー性疾患から自己免疫性溶血性貧血などの自己免疫疾患，慢性糸球体腎炎，臓器移植後の拒絶反応まで多様な疾患が含まれる．一方，免疫反応が消失ないし低下すると，免疫不全状態となり，健常者は感染症を起こさない弱毒微生物や平素無害菌などと呼ばれる病原体が原因となる日和見感染症を引き起こすことになる．

第 9 章

炎症

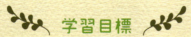 学習目標

1. 炎症とは何かを理解する
2. 炎症の5徴候を理解する
3. 炎症に関与する細胞について理解する
4. 炎症に関与する化学伝達物質を理解する
5. 急性炎症と慢性炎症の違いを理解する
6. 慢性肉芽腫性炎症の病態を理解する

A 炎症の正体

1. 炎症とは？

　第7章と第8章で外来の微生物の侵入による感染症の発症と微生物などの異物を排除する免疫機構について説明してきた．本章では，微生物の侵入に対する生体の免疫応答の結果によってもたらされる局所組織の変化である炎症について，病理学的な面からみた特徴を解説する．

　たとえば，肺に細菌が侵入して感染症を引き起こすと，免疫担当細胞が反応し，細胞の集積と血管内から血漿成分の滲出が起こる．そのため，胸部単純X線写真上には白い影がみえるようになり，肺炎を発症したと判断する．病理組織学的には細胞浸潤と組織間液の増加が目立つ，炎症と呼ばれる組織像を呈する（**図9-1**）．ほかにもヘリコバクター・ピロリ菌の感染による慢性胃炎やノロウイルス感染による急性大腸炎なども同様に胃や大腸の炎症を指している．第8章で学んだ免疫の復習にもなるが，**図9-2**に扁桃に細菌やウイルスが感染した際の炎症過程を示した．細菌感染の

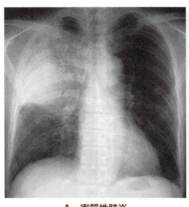
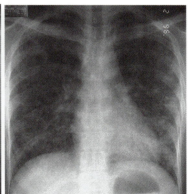

A. 実質性肺炎　　　　　　　　　　　B. 間質性肺炎

図9-1　肺炎の胸部単純X線像
A：細菌感染による肺炎で，右上肺野に広範囲の白い影が認められる．この部分は細胞の浸潤と血漿成分の滲出によってX線が透過しないために，X線写真が白くなっている．病変が肺胞腔内（実質）に存在していることがわかる．
B：ニューモシスチス肺炎で，肺野全体がすりガラス様に白い粒状の影が認められる．病変の主体が間質にあることがわかる．
　　　　　　　　　　　　　　　　　　　　　　　　　　（写真提供：市岡正彦）

場合は，まず，局所（扁桃）にはマクロファージやリンパ球などの細胞が集まり，それらの細胞からは多くのサイトカインなどのタンパクが分泌され，最終的にはマクロファージや好中球の貪食によって細菌が破壊される．このときに放出されるリゾチームなどが近辺の細胞を傷害するため疼痛が生じる．これらの反応は自然免疫によって引き起こされる．同時に，細菌の抗原によって活性化されたB細胞（Bリンパ球）が形質細胞に分化し，抗体を産生する．そして，抗体が細菌に結合することで，細菌が好中球などに貪食されやすくなる．細菌を貪食した好中球などは死滅し，酵素

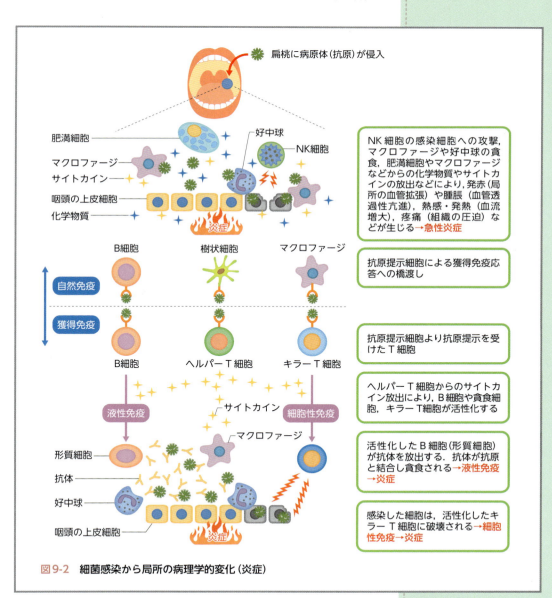

図9-2　細菌感染から局所の病理学的変化（炎症）

タンパクを周囲にまき散らして，周囲の細胞を傷害する．その過程では，近辺の血管は拡張し（発赤），血管透過性は亢進し（腫脹），血流は増大し（熱感，発熱），局所組織は圧迫（疼痛）される．ウイルス感染の場合には，ウイルス抗原によって活性化されたB細胞が形質細胞に分化し，抗体を産生する．また，同時にヘルパーT細胞の産生するサイトカインによって活性化したキラーT細胞が，ウイルス感染した粘膜の上皮細胞を攻撃する．こうした感染によって起こる局所の一連の反応を炎症と呼ぶ．

感染による炎症以外にも，たとえば，鎮痛薬の服用後の胃痛を伴う急性胃炎や放射線照射後にまれに起こる放射線肺炎など，化学的刺激や物理的刺激によって局所組織に起こる炎症もある．つまり炎症とは，侵入してきた異物や損傷した組織を排除し，損傷した組織をもとに戻そうとする一連の生体反応（恒常性維持）の結果起こる局所の病理組織学的変化を指している．腫瘍と循環障害を除くと，大部分の病気のメカニズムがこの炎症であり，「○○炎」と呼ばれる疾患はほぼすべてこのメカニズムによって発症する．また，慢性の炎症が癌化に関与することや循環障害後の組織壊死が炎症反応をもたらすこともわかってきており，炎症はほぼすべての疾患に関与しているといっても過言ではない．

それでは，生体がこれらの異物や刺激に曝露されたとき，もし一連の炎症反応が起こらなかったとしたらどうなるだろうか？細菌感染の場合は，生体は原因菌を排除できないために体全体が細菌に冒されて致命的になるだろうし，外傷を負った場合は，壊れた組織の修復ができないために壊疽し，その部位を切断しなければならないこともあるだろう．このように，炎症とは生体に不利な刺激を排除し，刺激による組織障害を修復し，臓器の機能をもとに戻そうとする生体の防御反応と考えることができる（図9-3）．

2．炎症による徴候

ウイルスや細菌の侵入，放射線照射などによって局所の細胞の破壊が起こると，細菌や死んだ細胞などを処理する貪食細胞であるマクロファージなどが局所に集積する．また，マクロファージなどの細胞が放出するサイトカインなどの活性物質によって，血管の拡張と血管の透過性亢進が起こり，局所の血管内が充血して赤く見えるようになる．また，血流量の増大に伴って局所に熱感を感じるようになる．血管透過性亢進は，血管内からの血漿の滲

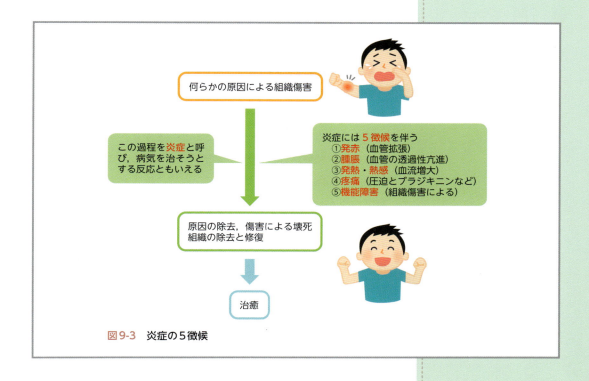

図9-3 炎症の5徴候

出を促進して局所の腫脹を引き起こすようになる．腫脹による組織圧の上昇とブラジキニン※などの化学物質によって疼痛がもたらされる．そして，サイトカインによってプロスタグランジンが産生されると，中枢神経系の発熱中枢が刺激されて発熱を起こす．このように炎症では，**発赤**，**腫脹**，**発熱（熱感）**，**疼痛**の4徴候が認められる．また，この4徴候に組織傷害によって引き起こる**機能障害**を加えて，**炎症の5徴候**と呼ぶこともある（図9-3）．

B 炎症はどのように起こるのか？

1. 炎症の原因

炎症は主に外部からの有害な刺激（外因）によって引き起こされる．炎症を引き起こす外因は，①**生物学的因子**（細菌やウイルス，真菌，原虫などによる感染など），②**化学的因子**（酸やアルカリ，貴金属，薬剤など），③**物理的因子**（外傷や熱傷，放射線，紫外線など）に大きく分けられる．

外因による炎症以外にも，体内で産生された有害物質（内因）によって引き起こされることもある．内因には，免疫複合体の沈

■ブラジキニン
血漿中のキニノーゲンからトリプシンなどの酵素によってつくられる血圧降下作用を持つペプチド．神経細胞に作用して疼痛を感じさせる発痛物質である．

微小循環系
毛細血管網とその輸入・輸出血管である細動脈，細静脈を一括して微小循環系と呼ぶ．

着や尿酸結晶，結石などの異常代謝物などがあげられる．

2. 炎症の基本病変

　炎症は図9-4に示したように，「局所に細胞の傷害が起こった，あるいは細菌が感染した」という情報を生体が認識するところから始まる．感染や組織傷害が起こると，まずヒスタミンやキニンなどの化学物質が分泌されて警告が発せられる．これらの化学物質は，まず微小循環系に働いて，血管の拡張をもたらし，動脈血流の増大（充血）をもたらし，その結果，赤く腫れたり熱を帯びる反応が現れる．そして，しだいに血流がうっ滞してうっ血状態となる．また，ヒスタミンなどの化学物質によって，血管の透過性が亢進して，血管内の血漿が血管外へ滲出してくる．その結果，腫脹が認められるようになる．漏れ出てくる血漿と同時に白血球も遊送し，これらの白血球が細菌などの異物を排除して傷害が拡散するのを防いでいる．白血球のなかでも，細菌感染の場合には早期に好中球が遊走してくる．炎症が3〜4日続くような場合には単球が浸潤してきてマクロファージに成熟・分化して貪食によって異物を排除する．

　組織傷害の回復期には，マクロファージやリンパ球，線維芽細胞（p.29参照）の増殖が起こって，組織の修復と治癒が図られる．

3. 白血球はどのようにして血管内から炎症部位へと移動するのか？

　白血球はどのようにして炎症部位を認識して，血管外へ出てくるのだろうか？　白血球に眼があるわけでもなく，何らかの特別

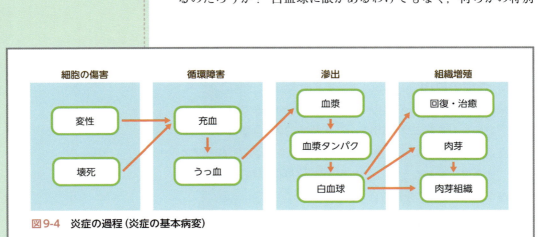

図9-4　炎症の過程（炎症の基本病変）

な機構が働かなければ，特定の場所で血管外へと出てくることはない．その特別な機構の一つが，炎症部位でのみ血管内皮細胞上に発現する接着分子とされている．図9-5に示したように，炎症部位で産生されるサイトカインなどによって血管内皮細胞上に接着分子が発現する．そして，白血球のなかでも好中球を自身の接着分子と結合させることで，血流に抗するブレーキとなり，血管壁の内側に沿ってころころと回転するようになる．その後，炎症部位で産生されるケモカインによって好中球表面上の接着分子が活性化し，血管内皮細胞上の接着分子とさらに強固に接着する．接着した好中球は，血管外に産生されたケモカインによって誘導され，血管内皮細胞間をすり抜けて炎症部位に遊走していく．このように，白血球が血管外へ移動する特別の機構の一つとして，炎症部位で産生されるケモカインなどのサイトカインの働きがもう一つの重要な役割を果たしている．

4. 炎症に関与する細胞

炎症部位には，血管内にいる好中球を始めとした炎症細胞とも呼ばれる白血球が移動して集積してくる．主な炎症細胞の機能と形態を図9-6に示した．白血球は，顆粒球，単球，リンパ球に分け

> ■ 接着分子
> 多細胞生物の細胞同士が接着する際に必要となる分子である．細胞同士が直接接着する場合もあれば，細胞外マトリックスタンパクを介して間接的に接着する場合がある．
>
> ■ ケモカイン
> ケモカインはマクロファージや内皮細胞，T細胞などから産生され，白血球を遊走させる働きを持つサイトカインである．

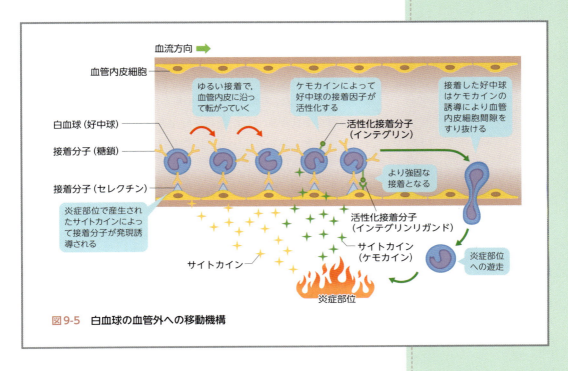

図9-5　白血球の血管外への移動機構

第9章 炎症

炎症細胞	直径(μm)	末梢血中の数(μL)	機　能
①好中球	14	3,000〜5,000	中性の顆粒があり，遊走能，貪食能があり，殺菌作用を持つ
②好塩基球	14	50	塩基性色素で染まる顆粒を持ち，そのなかにはヒスタミンやヘパリンなどの化学物質が含まれる．Ⅰ型アレルギーの原因となる
③好酸球	15	200	酸性色素で染まる顆粒を持ち，寄生虫の感染で増加する
④単球	20	500	活発な貪食作用を持つ．マクロファージや樹状細胞などさまざまな細胞に分化する
⑤リンパ球	12	2,000〜3,000	T細胞，B細胞，NK細胞の3種類があり，免疫応答に関与する
⑥形質細胞	12〜14	0	B細胞が組織中で抗体産生細胞に分化したもの

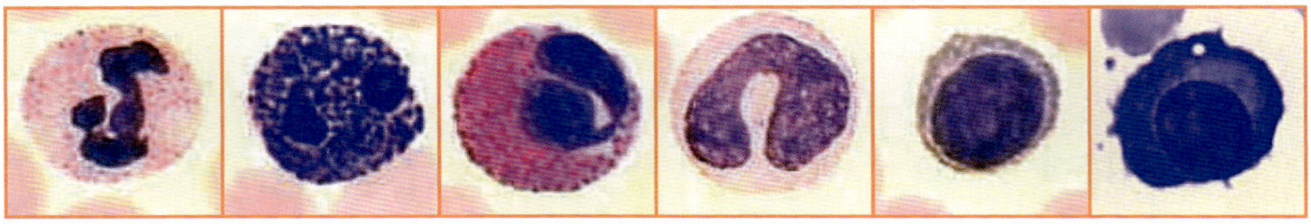

図9-6　炎症細胞（白血球）の機能

られる．また，顆粒球は細胞質内の顆粒の種類によって，**好中球**，**好塩基球**，**好酸球**に分けられる．好中球は，急性炎症初期（24時間以内）において炎症部位に最も多く存在する細胞で，化膿菌を活発に貪食するが，細胞内で増殖する病原体（ウイルスなど）には無力である．また，末梢血中に最も多く存在する白血球であるが，寿命が短く半日程度でしかない．好塩基球は，炎症過程の初期においてヒスタミンを放出する．好塩基性に染まる青い顆粒が特徴である．好酸球は，アレルギー反応や寄生虫感染における主な炎症細胞として働いている．末梢血中の単球は，組織に移動した後で**マクロファージ**に分化する．炎症が2〜3日に及ぶと好中球は消失し，マクロファージに置き換えられる．マクロファージは刺激によって多様な形態をとり，**多核巨細胞**を形成することもある．リンパ球は，ウイルス感染における主な炎症細胞で，**B細胞（Bリンパ球）**は**形質細胞**に分化・成熟することで抗体を産生し**液性免疫**の主役となり，**T細胞（Tリンパ球）**は**細胞性免疫**の主役として働く．

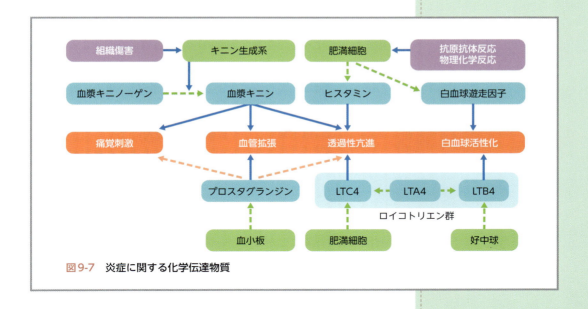

図9-7 炎症に関する化学伝達物質

5. 炎症に関与する化学伝達物質

炎症の局所では多様な細胞が多様な**化学伝達物質**■を放出して，血管拡張や血管透過性の亢進などの炎症に特徴的な変化をもたらしている．ここでは炎症に関与するそうした化学物質について紹介する（図9-7）．

組織傷害や抗原抗体反応などによって，血漿中キニノーゲンのキニンへの変換や肥満細胞からのヒスタミンや白血球遊走因子の分泌などが起こり，それらの化学伝達物質が血管拡張や血管透過性亢進，白血球活性化，痛覚刺激などを引き起こす．活性化された血小板や好中球，肥満細胞などからプロスタグランジンやロイコトリエン■などが分泌されて炎症反応を促進する．

■ 化学伝達物質
器官や組織，細胞間，細胞内における，情報伝達に関与する分子の総称．とくに低分子物質を指すことが多い．

■ ロイコトリエン
ロイコトリエンは細胞内で5-リポキシゲナーゼによってアラキドン酸から合成される．ロイコトリエンは炎症反応において非常に重要な役割を果たす物質である．

C 炎症の分類

1. 経過による分類

炎症は，その経過によって**急性炎症**と**慢性炎症**に分けられる．これまで炎症として説明してきたその特徴や基本病変などは，主に急性炎症に認められる特徴や基本病変である．

❶ 急性炎症の運命

ⓐ **完全治癒** 組織の傷害が軽微である場合には，組織構築の変化を残さずに治癒する．

ⓑ **肉芽組織の形成と瘢痕治癒**　炎症が治ると，破壊された組織を修復しようと，線維芽細胞の増殖と血管形成が起こって肉芽組織が形成される．最終的には瘢痕を残して治癒する．

ⓒ **膿瘍形成**　急性炎症による組織破壊が強い場合，好中球の死骸からなる膿が充満した膿瘍を形成する場合がある．炎症を抑えるためには抗菌薬の投与や排膿措置が必要になることもある．

ⓓ **蜂窩織炎**　細菌感染が皮下組織に拡大するため，好中球の浸潤が限局せず，組織内にびまん性に広がる急性化膿性炎症である．起炎菌としてはレンサ球菌やブドウ球菌が多い．

ⓔ **炎症の遷延化（慢性炎症）**　有害刺激が繰り返す場合や有害刺激を取り除くことができない場合には炎症が遷延する．炎症が遷延化すると，好中球やマクロファージでは処理しきれなくなるため，リンパ球を中心とした特異的免疫応答が活性化して異物を排除しようとするが，排除できないと慢性化につながっていく．しかし，慢性炎症はすべて急性炎症の遷延化によって発症するわけではなく，はじめから慢性炎症として発症する場合もある．その代表例として慢性胃炎などがあげられる．

❷ 急性炎症と慢性炎症の違い

急性炎症は，外部からの侵襲に対して，好中球やマクロファージなどの非特異的防御機構（自然免疫）が活性化することによって，局所の細動静脈や毛細血管網の拡張，血管透過性の亢進，血漿や白血球の血管外への移動などが起こり，その過程で多数の化学伝達物質の産生と遊離が起こって，発赤，腫脹，発熱（熱感），疼痛などの症状をもたらす．傷害を受けた組織や細胞がもとどおりになれば，急性炎症は収束に向かい，生体の恒常性を維持することになる（図9-8）．

しかし，マクロファージなどの貪食細胞によっても貪食・分解が困難な異物，尿酸結晶のように内因性に生成する結晶，局所で持続的に存在してしまう異物などが原因となる場合には，これらの非特異的防御機構では手に負えず，マクロファージなどの非特異的防御機構に加えてリンパ球による特異的防御機構（獲得免疫）も活性化される．そうした生体の精一杯の排除機構によっても排除が不完全な場合には**慢性炎症**となる．

また，肝細胞に感染した肝炎ウイルスに対する不完全な特異的免疫応答が起こった場合には，ウイルス感染した一部の肝細胞が特異的防御機構により破壊され，その修復過程で起こる線維芽細

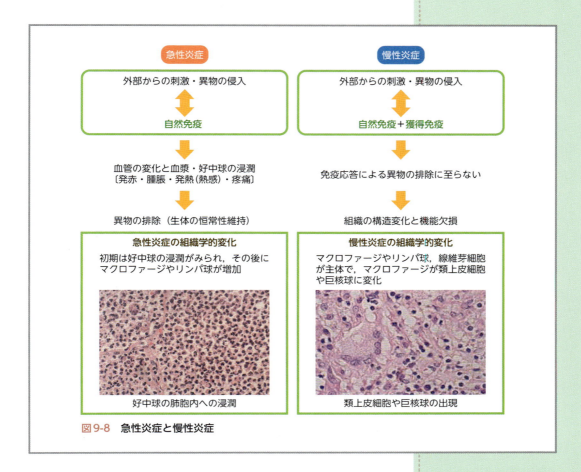

図9-8　急性炎症と慢性炎症

胞と新生血管の増殖のために線維化が進んでいき慢性肝炎が発症し，より線維化が進んだ肝硬変へと進展する．慢性肝炎に代表されるような慢性炎症を**非特異的慢性炎症**と呼ぶ．慢性炎症には，以下の慢性肉芽腫性炎症と慢性非特異性炎症の2つのパターンがあるが，いずれもマクロファージや線維芽細胞の増殖，新生血管が主役を担い，組織の破壊と再生によって組織の構造変化と機能欠損が起こってくるのが特徴である（**図9-8**）．

❸ 慢性肉芽腫性炎症

　慢性炎症のなかでも特殊な炎症で，炎症の原因となる異物を体外に排除できない場合に，その異物を組織内に閉じ込めようとする反応が起こり，その方法となるのが**肉芽腫**と呼ばれる塊を形成する結節性病変である．肉芽腫性炎症の代表的疾患として，結核やハンセン病，梅毒，サルコイドーシスなどが知られている．
　結核では，ラングハンス巨細胞（マクロファージが融合してできる）を交えた類上皮細胞（マクロファージが上皮細胞様の形態

変化をとった細胞）の増殖を主体とする特殊な肉芽腫が認められる．リンパ球や形質細胞の浸潤および結合組織性被膜が存在し，結節の中心部には壊死を伴い，乾酪壊死と呼ばれている（p.3の**図1-1**参照）．このような肉芽腫の形成は，細胞性免疫応答の結果であり，排除されにくい結核菌に対してヘルパーT細胞が活性化して多量のサイトカインを分泌し，キラーT細胞の増殖，B細胞の増殖・分化をもたらし，マクロファージの形態変化や融合を誘導して類上皮細胞や巨細胞の出現をもたらす．

D　炎症の全身反応

　炎症反応は局所で起こるが，炎症局所で産生されるサイトカインや化学伝達物質の影響によって全身的反応も認められる．**図9-9**に示すように，炎症を起こす刺激，たとえば細菌感染が起こると速やかに辺縁プールにいる白血球が，血流の中心部に入ってくるため，2～3時間後には白血球数の増加が認められる．その後，脾臓や肺にたまっている白血球も動員され，骨髄からも

■ 辺縁プール
血流は，血管の中心部より血管壁側のほうで流れが遅いため，白血球などが血管壁にゆるくくっついている状態にある．辺縁プールは，血管壁側の白血球のことを指す．反対に，血流に乗って移動している白血球を循環プールと呼ぶ．血液検査で測定している白血球は，循環プールである．

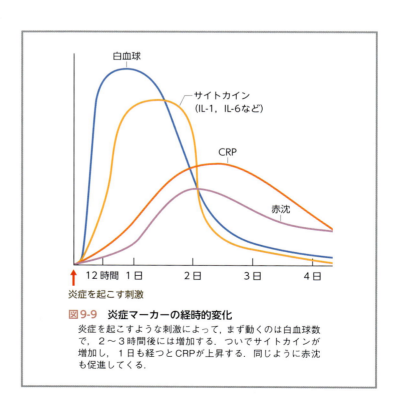

図9-9　炎症マーカーの経時的変化
炎症を起こすような刺激によって，まず動くのは白血球数で，2～3時間後には増加する．ついでサイトカインが増加し，1日も経つとCRPが上昇する．同じように赤沈も促進してくる．

白血球が供給されるため，炎症が続いている間は持続的に白血球数が増加する．ついで，IL-1やIL-6などのサイトカインが増加してくる．また，前述したように，IL-1やTNF-αなどの炎症性サイトカインによって血管内皮細胞からプロスタグランジンが産生され，中枢神経の発熱中枢を刺激して生体は発熱することになる．その後1日くらい経過すると，サイトカインによって刺激された肝細胞が急性期タンパクであるCRP（p.2参照）を産生し，増加してくる．同時に肝細胞の産生するフィブリノーゲン■などの増加によって赤沈■が促進してくる．

■ **フィブリノーゲン**
血漿中に含まれる血液の凝固に必須のタンパクで，肝細胞でつくられる．

■ **赤沈**
赤血球沈降速度の略語である．血液を試験管に入れ，血液が固まらないように抗凝固剤を添加すると，やがて赤い赤血球が下へ沈み，上澄みのような透明の血漿成分が上に残る（下図参照）．血漿部分の距離は赤血球が沈んだ距離に相当し，1時間に何mm沈んだかを測定する．実際，炎症があるとフィブリノーゲンの増加により赤沈は促進する．基準値は，男性10mm未満/時，女性15mm未満/時である．

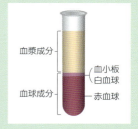

第10章

腫瘍

学習目標

1. 癌細胞と正常細胞の増殖速度の違いを理解する
2. 癌と腫瘍の定義を理解する
3. 癌遺伝子の意味を理解する
4. 癌抑制遺伝子の意味を理解する
5. 癌の発生要因を理解する
6. 腫瘍マーカーの意義を理解する
7. 癌の確定診断には病理診断が必要であることを理解する
8. 癌の手術療法は転移のない癌に効果的であることを理解する
9. 手術療法後の合併症を理解する
10. 放射線療法の適応と限界を理解する
11. 化学療法の副作用を理解する

第10章 腫瘍

A 癌とは何か？

1. 癌細胞と正常細胞ではどちらが早く増殖する？

癌は，すでに完成しきった生体に新たな塊として出現してくる．また，われわれの体は成人になるとそれ以上は大きくならないことから，新たな細胞が体のなかで生まれているとは感じにくい．この2つのことから正常な組織は変化をせず，癌細胞だけが激しく増殖して塊をつくっているように錯覚してしまう．しかし実際は，われわれの体を構成している正常細胞には寿命があり，古くなった細胞が死ぬと，新たな細胞に置き換わっているのである（図10-1）．

心筋細胞や神経細胞は非常に長い寿命を持っているため，新しい細胞に置き換わることはないが，血液や粘膜組織のように毎日のように置き換わっている臓器もある．このようにして，ヒトの体では毎日約3,000億個の細胞が新しいものに置き換わっている（細胞3,000億個とは約300gに相当）．しかし，癌細胞の世代交代には3〜10日かかるため，血液細胞や粘膜細胞のほうが明らかに早く増殖していることになる．つまり，癌細胞には早く増殖するという特徴はない．

2. 癌と腫瘍

癌とは，腫瘍のなかでも宿主の生命を奪うまでに至る悪性のもの（悪性腫瘍）を指す．それでは，腫瘍とはどのようなものを指すのだろうか？

腫瘍には2つの重要な特徴があり，これによって腫瘍の何たるかが定義される．一つは，「腫瘍とは細胞が自律的に過剰に増殖してできた組織の塊である」ということ．もう一つは，「原則として単一の細胞に由来する（単クローン性）」ということである．

以下に，悪性腫瘍（癌）細胞が持つこの2つの特徴について解説する．

❶ 自律性増殖

正常細胞は周囲環境下の増殖制御機構（増殖シグナルを伝えるサイトカインなど）の制御下にあり，細胞が老化して死ぬと，死んだ細胞を補充するように増殖因子がつくられ，補充が終わると増殖因子の産生は終了する．このように正常細胞の場合は，増殖

自律的
「自分で律する」という言葉で，ほかからのコントロールを受けないこと．

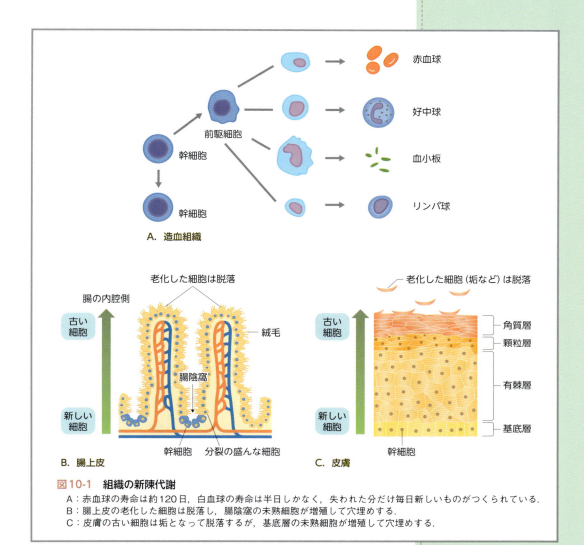

図10-1 組織の新陳代謝
A：赤血球の寿命は約120日，白血球の寿命は半日しかなく，失われた分だけ毎日新しいものがつくられている．
B：腸上皮の老化した細胞は脱落し，腸陰窩の未熟細胞が増殖して穴埋めする．
C：皮膚の古い細胞は垢となって脱落するが，基底層の未熟細胞が増殖して穴埋めする．

刺激が外から加えられない限り増殖せず，増殖刺激がいったん加えられると，細胞は眠った状態（G0期）から覚醒してタンパクやDNAを合成し始め，細胞周期が回転して最終的に2個に分裂する．正常細胞の増殖機構は外から制御されているという意味で，**他律性増殖**と呼んでいる．

一方，癌細胞はこの制御機構から逸脱し，自律して増殖できるようになる．まるで車のアクセルが常にオンになっているか，ブレーキが故障しているかのように外からの刺激がなくても細胞周期が回転して分裂が繰り返しつづく．この状態を**自律性増殖**と呼んでいる（**図10-2**）．

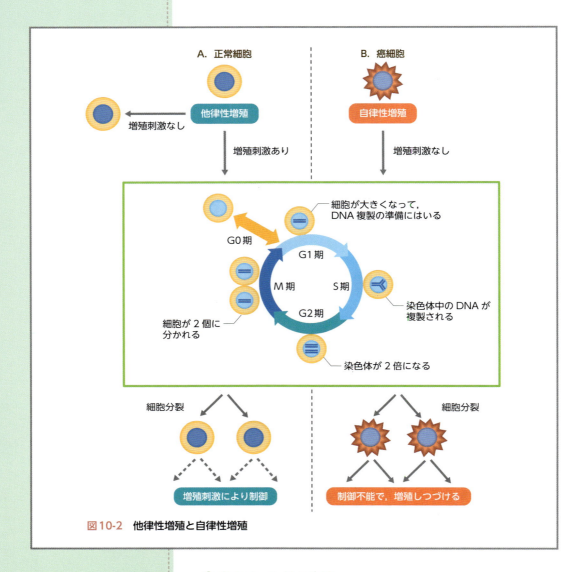

図10-2　他律性増殖と自律性増殖

❷ 単クローン性の意味

　癌組織中の癌細胞は，最初は1個の細胞から増殖してきたため，この癌組織中のすべての癌細胞がこの1個の細胞に由来することを意味する．当たり前のことを言っているように思えるが，今から50年ほど前まではウイルスが癌の原因と考えられており，多数の細胞から派生していると考えられていた．単クローンということは，癌細胞が1個からスタートして癌と診断される大きさに到達するまで10〜20年もかかるという事実を説明するためにも重要である．1個からスタートして1gの癌組織（癌細胞10^9個分）になるまでには数え切れないほどの細胞分裂回数が必要であり，そのために10〜20年という時間が必要になる．

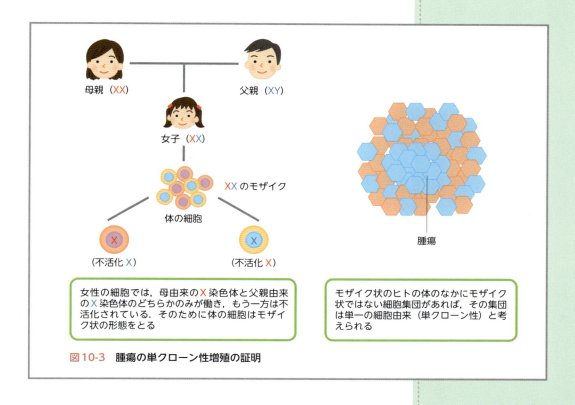

図 10-3 腫瘍の単クローン性増殖の証明

　図10-3に癌細胞が単クローン性であることの証拠を示した．女性は母親（XX）と父親（XY）からX染色体を1個ずつもらっているが，男性の細胞がX染色体1個で十分なように，X染色体は2個あると細胞の生存に都合が悪い．そこで女性の体の細胞では，どちらかのX染色体が不活化されている．母親由来のX染色体と，父親由来のX染色体のどちらが不活化されるかはランダムに起こっており，五分五分の確率となる．したがって正常組織は，父親由来のX染色体を使っている細胞と母親由来のX染色体を使っている細胞がモザイク状に混在している．もし，癌細胞が1個の細胞から増殖しているとすれば，その細胞は父親由来のX染色体を使った細胞か，もしくは母親由来のX染色体を使った細胞のどちらかになり，癌組織ではどちらか一方のX染色体を使った細胞のみで構成されていることになる．この理論に基づいて，X染色体上に乗っている遺伝子のなかで2つのアイソタイプをコードしている遺伝子を調べた結果が報告されている．解糖系酵素のG-6-PDはX染色体上にあり，女性のすべての細胞はこのG-6-PDアイソザイムAもしくはBを持っている．707例の癌でこのアイソザイムを調べると，681例はどちらか一方のアイソザイムだけを持っ

アイソザイム
酵素としての作用はほかの酵素と同じであるが，異なった分子構造（アミノ酸配列）を持っている酵素のグループを指す．

ていた．残り26例の癌組織では，血管内皮細胞やマクロファージなどの正常細胞が大量に存在する場合があり，完全に単一のアイソザイムという結果にはならなかったが，このデータから癌は単クローン性であることが証明された．

ほかにも，「骨髄腫患者では産生される免疫グロブリンが単一である」ことや，「成人T細胞白血病患者の細胞にはHTLV-1（ヒトT細胞白血病ウイルス1型）が感染しDNAに挿入されている．その挿入部位は，同一の患者の細胞においては同一の部位である」といった証拠によって，癌細胞が単クローン性であることは確実に証明されている．

B 腫瘍の分類

1. 悪性度の違いによる分類

❶ 良性腫瘍と悪性腫瘍

腫瘍のなかで，宿主の生命を奪うものを悪性腫瘍（癌）と前述したが，それ以外での良性腫瘍と悪性腫瘍の違いは何であろうか？ 図10-4にその違いをまとめた．

腫瘍細胞では，遺伝子に異常が起こることによって自律的に増殖するようになるなど，遺伝子異常の積み重ねによって，正常細胞の本来の姿からしだいに離れていく．加えて，悪性腫瘍では遺伝子異常がいくつも蓄積し，転移(p.4参照)する能力まで獲得している．一方，良性腫瘍では自律性増殖能を獲得し，正常組織のなかで塊を形成していく能力はあるものの，周囲組織への浸潤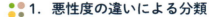能力を獲得していないため，遠隔臓器に転移する能力も獲得してはいない．また，正常細胞と同様に，分裂するたびに分化・成熟していくため，正常細胞との形態の差が少ない．しかし，悪性腫瘍では，時に分化・成熟する能力にも異常が起きるため，未分化な細胞形態をとる場合がある．要するに，良性腫瘍では遺伝子異常の数が少ないために正常細胞との違いが明確ではなく，悪性腫瘍では分裂のたびに遺伝子異常が積み重なり，分化能力や浸潤能力，転移能力などさまざまな違いを持ったいくつかの細胞集団から構成されるようになるため，同じ腫瘍内でもさまざまな細胞形態を示すようになる．また，分裂の異常も起こるために多核の細胞など異形成が強くなる．

浸潤
腫瘍細胞が，周囲の組織を破壊しながらそのなかに入っていくこと．

	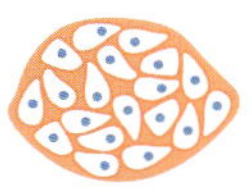 良性腫瘍	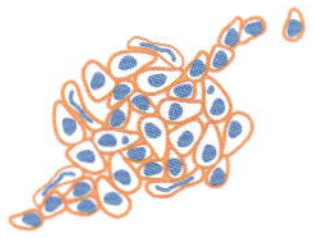 悪性腫瘍
① 組織学的異形成 　核/細胞比 　細胞配列 　核の大きさ 　核分裂像 　クロマチン	弱い 正常 整然 均一 少ない 常	強い 増大 不規則 大小不同，不整形 多い，時に多核細胞 増
② 境界	明瞭	不明瞭
③ 発育速度	遅い	速い
④ 発育様式	膨張性	浸潤性
⑤ 脈管浸潤	ない	ある
⑥ 転移	ない	ある
⑦ 再発	少ない	多い

図10-4　良性腫瘍と悪性腫瘍の違い

❷ 何をもって悪性というのか？

　悪性腫瘍（癌）は，どのように宿主の命を奪うのだろうか？良性腫瘍の場合は，脈管浸潤がなく，転移や再発がないため，原発巣を切り取れさえすれば治癒してしまう．同じように悪性腫瘍の場合でも，原発腫瘍がどのくらい大きくなろうとも，転移がなければ切り取ることは可能であり，原発巣を切除すれば治癒してしまう．しかし，実際は転移していることも多く，再発が問題となる．転移は肺や肝臓に多くみられ，肺に転移すれば，肺の呼吸機能が障害され，呼吸困難のために亡くなってしまうし，肝臓に転移すれば，肝機能が障害され，肝不全で亡くなってしまう．つまり，転移によって，生命維持に必須の臓器の機能が障害されて命が奪われるのであり，転移こそが悪性腫瘍の特徴といえる．

2. 上皮性悪性腫瘍（癌腫）と非上皮性悪性腫瘍（肉腫）

　皮膚や消化管，尿路などの内腔を覆う粘膜上皮，分泌を行う腺組織や実質臓器は上皮性組織からなり，ここから発生する腫瘍が上皮性腫瘍である．このうち，上皮性悪性腫瘍を癌腫と呼ぶ．一方，結合組織や脂肪組織，筋組織などは非上皮性組織であり，ここから発生する腫瘍は非上皮性腫瘍である．このうち，非上皮性

悪性腫瘍を肉腫と呼ぶ．癌腫も肉腫も同じ悪性腫瘍であるが，それぞれが異なる特徴を有している（表10-1）．

癌腫は加齢とともに増加してくる悪性腫瘍であり，肉腫に比べて圧倒的に頻度の高い疾患である．一方，肉腫は比較的まれな悪性腫瘍であり，若い年齢でも発症するという特徴がある．また，癌腫に比べると早い段階で転移が認められ，悪性度・予後ともに癌腫より悪いことが多い．

3. 腫瘍の実際の命名法

腫瘍は，上皮性腫瘍と非上皮性腫瘍に分けられることは前述したが，さらにその由来する細胞の種類によって腫瘍名がつけられる（表10-2）．上皮組織は，細胞の形態によって扁平上皮や移行上皮，基底細胞，腺上皮に分けられ，それぞれの細胞由来の良性腫瘍は，扁平上皮乳頭腫，移行上皮乳頭腫，基底細胞乳頭腫，腺

予後
病気そのものや病気に対して処置を行った後で，どの程度回復するかという見通し，予測のことを指す．予後の意味は疾患や病状によって異なり，たとえば悪性度の高い進行癌や末期癌などでは，残された生存期間を指すことが多い．

表10-1 癌腫と肉腫の特徴

	癌腫	肉腫
①由来	上皮組織	非上皮組織
②性質	悪性	悪性
③発症頻度	高い	低い
④転移経路	リンパ行性	血行性
⑤好発年齢	50歳以上	全年齢層
⑥発生部位にとどまる	比較的多い	比較的少ない

いわゆる「癌」は，組織発生学的に上皮細胞由来の癌腫と，非上皮組織由来の肉腫に分けられる．

表10-2 腫瘍の実際の命名法

組織	良性	悪性
上皮性		
扁平上皮	扁平上皮乳頭腫	扁平上皮癌
移行上皮	移行上皮乳頭腫	移行上皮癌
基底細胞	基底細胞乳頭腫	基底細胞癌
腺上皮	腺腫	腺癌
非上皮性（間葉系）		
線維組織	線維腫	線維肉腫
平滑筋	平滑筋腫	平滑筋肉腫
横紋筋	横紋筋腫	横紋筋肉腫
脂肪組織	脂肪腫	脂肪肉腫
血管	血管腫	血管肉腫
骨	骨腫	骨肉腫
軟骨	軟骨腫	軟骨肉腫
中皮	良性中皮腫	悪性中皮腫
滑膜	滑膜腫	滑膜肉腫

腫と呼ばれる．非上皮組織由来の良性腫瘍は，由来する組織によって線維腫，平滑筋腫，横紋筋腫などと呼ばれる．上皮性の悪性腫瘍は，扁平上皮癌のように「癌」をつけて呼ばれ，非上皮性の悪性腫瘍は，線維肉腫のように「肉腫」をつけて呼ばれる．

C 癌の特性

1. 癌はどのようにしてできるのか？

❶ 癌細胞誕生のメカニズム

癌細胞には遺伝子異常がつきもので，遺伝子異常のない癌は存在しない．たとえ正常のようにみえても，隠された遺伝子異常が必ず存在する．しかも，癌細胞の誕生にはいくつかの遺伝子異常が積み重なっている．主な遺伝子異常は，癌遺伝子や癌抑制遺伝子，修復遺伝子■などの特定の遺伝子に認められることが多い．このような事実から，癌は遺伝子の病気と考えられるようになっている．

表10-3に癌細胞の誕生に寄与するメカニズムの分子機序をまとめた．癌遺伝子の活性化は増殖アクセルの踏みっぱなしにつながり，癌抑制遺伝子の不活化は増殖ブレーキの故障につながり，細胞周期関連遺伝子■の異常も増殖サイクルの促進につながって，自律増殖能の獲得に寄与する．また，DNAメチル化■は癌抑制遺伝子の不活化につながり，アポトーシス機構の異常は遺伝子異常の起こった細胞の細胞死抑制を介して遺伝子異常の蓄積につながり，DNA修復酵素の異常も遺伝子異常の蓄積につながる．テロメラーゼ■活性の異常は，細胞の不死化■を導く．このように，正常細胞から癌細胞への変身はワンステップではなく一つの長い過程であり，これらの機序は単独で癌化を誘導するわけでは

表10-3　腫瘍の発生分子機序

❶ 癌遺伝子の活性化
❷ 癌抑制遺伝子の不活化
❸ 細胞周期関連遺伝子の異常
❹ アポトーシス機構の異常
❺ DNA修復酵素の異常
❻ DNAメチル化
❼ テロメラーゼ活性の異常

■ **修復遺伝子**
細胞はDNAの傷（損傷）を修理する機構を備えており，その修復酵素をつくる遺伝子である．

■ **細胞周期関連遺伝子**
1つの細胞が2つに分裂する過程（細胞周期）を進めたり，止めたりするタンパクをつくる遺伝子．

■ **メチル化**
基質にメチル基が結合すること．DNAにメチル基が結合すると，遺伝子の読み込みがストップする．生体を正確に形づくるために必須の反応と考えられているが，癌にも関連する．

■ **テロメラーゼ**
染色体末端にあるテロメアを付加する酵素で，癌細胞や幹細胞で働く．

■ **不死化**
正常細胞は50数回分裂すると老化して死ぬが，永久に分裂できるようになること．

なく，いくつもの異常が積み重なって最終的に癌細胞が誕生する．

❷ 癌遺伝子

ⓐ 癌遺伝子と原癌遺伝子　癌遺伝子とは何か？　ある意味ではまさに癌化を引き起こす遺伝子を指している．図10-5-Aに示したように癌遺伝子は，もともとはネズミやトリで癌化を引き起こす癌ウイルスから発見され，癌ウイルスによる癌発症の原因遺伝子として同定された．その後，図10-5-Bに示したようにウイルスの癌遺伝子は，癌細胞に存在していた癌遺伝子をウイルス遺伝子に取り込んだものであることがわかった．つまり，正常細胞には癌遺伝子になり得る**原癌遺伝子**がもともと存在しており，原癌遺伝子が変異することで癌化が起こり，その癌化した細胞にウイルスが感染して，ウイルス内に変異した原癌遺伝子が取り込まれたのである．その変異した原癌遺伝子は，ウイルス感染細胞を癌化させることができたため**癌遺伝子**と呼ばれ，そのウイルスが**癌ウイルス**と呼ばれる．

　それでは，原癌遺伝子は正常細胞において何をしているのか？　表10-4に示したように，数多くの原癌遺伝子が同定されている．そのほとんどの原癌遺伝子は，細胞の増殖シグナルに関係するタンパクをつくる遺伝子であることが判明している．

ⓑ 癌遺伝子の誕生（原癌遺伝子の活性化）　原癌遺伝子が活性化して癌遺伝子に変化するには，どのような機序が働くのだろうか？その主なメカニズムは2つある．一つは，1個のヌクレオチドの置換や欠失などによる**点突然変異**である．たとえば，図10-6-Aに示

■ **ヌクレオチド**
ヌクレオシド（塩基と糖が結合した化合物）にリン酸基が結合したもの．

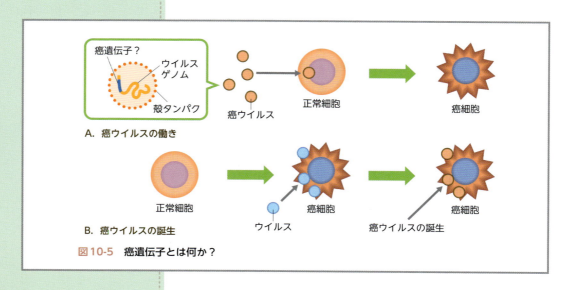

図10-5　癌遺伝子とは何か？

したように遺伝子の核酸配列がGCCからTCCに変異すると，アミノ酸がアラニンからセリンに変換され，タンパクの構造が変わってしまう．その結果，常に活性化したタンパクになってしまい，異常な細胞をつくってしまう．もう一つのメカニズムは，例として図10-6-Bに示したように，染色体相互転座■によって9番染色

染色体相互転座
染色体の一部が位置を変え，本来の場所でない染色体上の場所に結合することを転座と呼ぶ．このうち，2個の異なる染色体の各断片が相互に入れ替わったものを相互転座と呼ぶ．

表10-4　原癌遺伝子

機能別分類	原癌遺伝子	備考
増殖因子	sis	血小板由来増殖因子
	int-2	線維芽細胞増殖因子
受容体型チロシンキナーゼ	fms	マクロファージコロニー刺激因子受容体
	her2	上皮増殖因子受容体
	met	肝細胞増殖因子受容体
非受容体型チロシンキナーゼ	src	シグナル伝達
	abl	シグナル伝達
セリン・スレオニンキナーゼ	raf	シグナル伝達
GTP結合タンパク	ras	シグナル伝達
核タンパク	myc	転写因子
	myb	転写因子

原癌遺伝子を機能的に分類すると，ほとんどが増殖関連タンパクをコードしている．

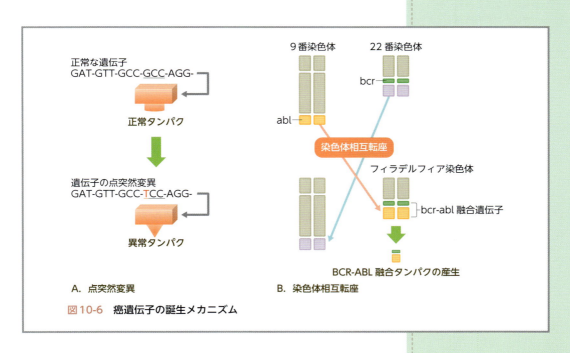

図10-6　癌遺伝子の誕生メカニズム
A．点突然変異
B．染色体相互転座

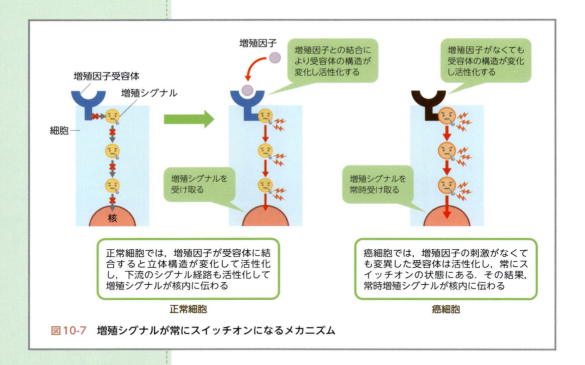

図10-7 増殖シグナルが常にスイッチオンになるメカニズム

体上のablと22番染色体上のbcrが融合し，bcr-abl融合遺伝子によりBCR-ABL融合タンパクが産生され，ABLというチロシンリン酸化酵素■が常に活性化してしまう．この染色体異常は**慢性骨髄性白血病**患者にみられ，**フィラデルフィア染色体**と呼ばれる．

ⓒ **癌遺伝子によって増殖シグナルが常にオンになるメカニズム**

前述したように，癌遺伝子の誕生によって癌遺伝子産物であるタンパクの活性化が起こることで，増殖シグナルが常にオンになり，上流からの増殖シグナルなどは必要がなくなってしまう．つまり，正常細胞では細胞外からの「増殖しろ」という命令を伝える増殖因子が受容体に結合したときだけ，受容体が活性化して，増殖シグナルが核まで伝わるが，癌細胞では受容体の遺伝子変異のために，受容体が増殖因子と結合しなくても活性化しており，増殖シグナルを常に核まで伝えてしまうことになる（**図10-7**）．これこそが，癌細胞が自律増殖するようになる本質的なメカニズムである．

❸ **癌抑制遺伝子**

ⓐ **癌抑制遺伝子の不活性化**　　正常細胞と癌細胞を融合させると正常細胞になるのか，癌細胞になるのか，どちらだろうか？ これまでの癌遺伝子の働きを考えると，癌細胞になると答えるのが普通であるが，**図10-8**に示したように，実は正常細胞になる．

■ **チロシンリン酸化酵素**
チロシンというアミノ酸にリン酸基を付加する酵素．チロシンキナーゼとも呼ぶ．

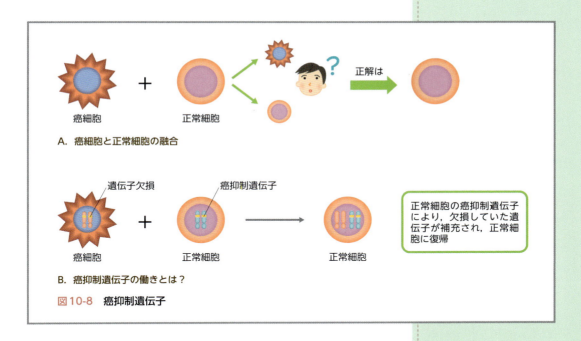

図10-8　癌抑制遺伝子

表10-5　癌抑制遺伝子

癌抑制遺伝子	遺伝性癌	非遺伝性癌	機能
RB	網膜芽細胞種	骨肉種，肺癌など	転写制御
p53	リー・フラウメニ症候群	大腸癌，肺癌など	転写制御
p16	悪性黒色腫	食道癌など	細胞周期制御
WT1	ウィルムス腫瘍	白血病	転写制御
APC	家族性大腸ポリポーシス	大腸癌，胃癌など	接着因子
VHL	ヒッペル・リンドウ病	腎癌	ユビキチン化
BRCA1/2	家族性乳癌	乳癌	不明
DCC	不明	大腸癌	接着因子
IRF1	不明	白血病	転写制御

　これは，癌化が癌遺伝子によってだけ起こるのではなく，癌化を抑制する遺伝子の変異や喪失によって癌化を抑えられなかったことを意味している．この考えが正しいことを示すように，ある種の癌で同じ染色体の部分欠失や，同じ染色体が2本とも部分欠失する例が発見された．そして，この欠失した部位に癌化を抑制する遺伝子があるだろうと考えられ，実際に網膜芽細胞腫より癌抑制遺伝子である**RB遺伝子**が同定された．

　ⓑ **癌抑制遺伝子の種類**　その後，多くの癌抑制遺伝子が同定された．表10-5に示したように，その多くは**細胞周期チェックポ**

■ 網膜芽細胞腫
網膜に原発する悪性腫瘍で，幼少期に好発する．本症の約半数が遺伝性である．

■ RB遺伝子
最初に発見された癌抑制遺伝子である．網膜芽細胞腫はRB遺伝子の変異が原因となる．

第10章 腫瘍

■ **細胞周期チェックポイント**
1個の細胞が2個に分裂する過程（細胞周期）で，複製などに問題がないかどうかチェックする機構．

■ **転写因子**
DNAのなかの遺伝子がRNAに読み込まれるときに，DNAに結合して読み込みをスタートさせるタンパク．

■ **p21**
転写因子p53によって発現誘導される21キロダルトン（kDa）のタンパクで，細胞周期をストップさせる．なお，ダルトンとは質量の単位である．

■ **GADD45**
転写因子p53によって発現誘導されるタンパクで，細胞周期をストップさせる．

■ **Bax**
転写因子p53によって発現誘導されるタンパクで，アポトーシスを誘導する．

イント■に関連するタンパクの転写制御にかかわる因子であり，これらの癌抑制遺伝子が細胞周期を止める働きをしていると考えられている．

ⓒ **癌抑制遺伝子の働き**　癌抑制遺伝子の本当の働きはなんだろうか？　癌の半分以上に変異が認められる癌抑制遺伝子p53について現在わかっている働きを紹介する（図10-9）．p53遺伝子の産物であるp53タンパクは，細胞にDNA損傷などのストレスがかかると細胞質内で速やかに増加し，次に核内に移動して転写因子■としてp21■やGADD45■などのタンパクの発現を誘導する．p21やGADD45などのタンパクは細胞周期を停止させてDNA修復を促す．DNA修復がうまくいかない場合には，Bax■などのタンパクの発現を誘導して，細胞のアポトーシスを促す．つまり，癌抑制遺伝子p53は，傷ついた細胞や遺伝子異常が入った細胞などを修復かアポトーシスによって排除する働きをしており，癌細胞の誕生を抑制している．

2. 遺伝子異常の原因は何か？

癌細胞の誕生には遺伝子異常の蓄積が必須であるが，これらの遺伝子異常はどのように起こるのだろうか？　実は，DNAの複製

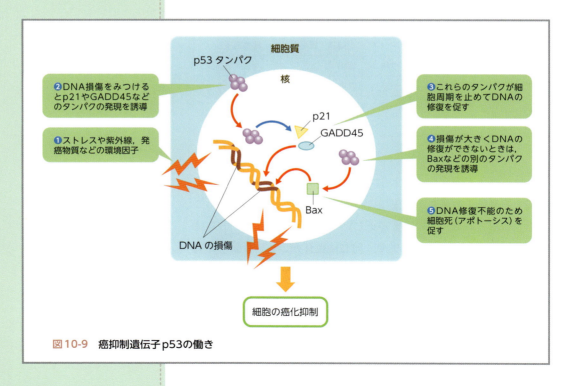

図10-9　癌抑制遺伝子p53の働き

に関与する DNAポリメラーゼ にも複製のミスを犯す可能性が
あり，およそ10億塩基の複製で1個のミスをするとされている．
ヒトの細胞のDNAの長さが30億塩基なので，1回の分裂で3個
のミスが起きることになる．もちろん，DNA修復酵素が異常を
修復するため，このミス自体が癌化に直接関与していることを証
明することはできない．ただし，こうした酵素の不完全さは，進
化過程において何らかの役割を果たしてきたと想像されている
が，癌化過程においてもベースとなるDNA異常を引き起こす原
因となっている可能性がある．

❶ 環境要因

ⓐ 職業癌を引き起こす化学物質 最初に癌の原因となる化学
物質が注目を集めたのは職業癌であった．17世紀，煙突掃除人
に陰嚢癌(いんのう)という珍しい癌が多発したことが始まりであった．そし
て，その原因物質は，タバコの煙のなかにも含まれているタール
であるとつきとめられた．その後，表10-6に示したように，数
多くの化学物質が発癌に関与することが証明されてきた．これら
の職業癌の原因となる化学物質は，一般の社会生活のなかで接す
る機会は少なく，一般の人に発生する癌の原因となるものは限ら
れている．

ⓑ 癌発症のリスクとなる外的要因 広島・長崎で原爆被爆し
た人の放射線被曝量の癌発症リスクを基準として，さまざまな外
的要因による癌発症リスクの度合いを表10-7に示した．広島・
長崎で1,000～2,000mSv の放射線を被曝した人では，1.8倍に

> **DNAポリメラーゼ**
> DNAを複製する際に働く酵
> 素である．1本鎖のDNAを
> 鋳型として核酸を並べ，相補
> 的な塩基配列を持つ新しい
> DNA鎖をつくる．

> **2,000mSv**
> シーベルト(Sv)とは，放射
> 線が人体に与える影響の大き
> さを測る単位で，2,000mSv
> (ミリシーベルト)は広島・
> 長崎の爆心地から1.0～1.5km
> 圏内にいた人が浴びた平均線
> 量である．

表10-6 発癌に関与する化学物質

発癌物質	標的部位	職業
アスベスト	肺，胸膜	建設作業員，解体業従事者
ヒ素化合物	皮膚，肺，肝	冶金作業者，農薬散布従事者
タール（ベンゾピレン）	肺，皮膚，陰嚢	道路舗装従事者，煙突掃除人
ベンゼン	骨髄	靴製造業者，石油精製業者
アニリン（ナフチルアミン）	膀胱	染料工業従事者
塩化ビニル	肝，肺，脳	ポリマー樹脂製造業者
クロム	肺，鼻腔	クロム鉱山労働者，クロムメッキ工業従事者
ニッケル	肺，鼻腔	ニッケル鉱山労働者
カドミウム	前立腺，肺	カドミウム作業者
ベンチジン	膀胱	染料工業従事者

表 10-7 癌のリスク要因

癌になるリスク	全部位（青字）と特定部位（緑字） （赤字：固形癌：広島・長崎）
10倍〜	C型肝炎（肝臓癌36倍）
	ピロリ菌感染（胃癌10倍）
2.5〜9.9倍	喫煙（肺癌4.2〜4.5倍）
	大量飲酒（350g以上/週）（食道癌4.6倍）
	高塩分食品（胃癌2.5〜3.5倍）
1.5〜2.49倍	放射線1,000〜2,000mSv（1.8倍）
	運動不足（結腸癌1.7倍）
	喫煙（1.6倍）
	大量飲酒（450g/週）（1.6倍）
	肥満（BMI≧30）（大腸癌1.5倍，閉経後乳癌2.3倍）
1.3〜1.49倍	放射線500〜1,000mSv（1.4倍）
	大量飲酒（300〜499g/週）（1.4倍）
	受動喫煙（非喫煙女性）（肺癌1.3倍）
1.1〜1.29倍	放射線200〜500mSv（1.19倍）
	やせ（BMI＜19）（1.29倍）
	肥満（BMI≧30）（1.22倍）
	運動不足（1.15〜1.19倍）
	高塩分食品（1.11〜1.15倍）
1.01〜1.09倍	放射線100〜200mSv（1.08倍）
	野菜不足（1.06倍）
	受動喫煙（非喫煙女性）（1.02〜1.03倍）

飲酒については，エタノール換算量． （国立がん研究センター）

癌発症が増加した．この放射線被曝線量は，広島・長崎の爆心地より2.5km圏外で被曝した人の平均被曝線量200mSvの5〜10倍にあたる．その意味では，1,000〜2,000mSvの被曝がかなりの放射線量に相当することが理解できるだろう．そして，注目すべきは**喫煙**や**大量のアルコール摂取**（週11L以上のビールに相当）がこの放射線被曝と同ランクの発癌リスク要因となっていることである．また，過剰なアルコール摂取（週7.5L以上のビールに相当）でも放射線被曝500〜1,000mSvに相当する．さらには，受動喫煙単独でも放射線被曝500〜1,000mSvと同ランクの肺癌リスクとなっている．そのほかには，やせ（BMI＜19）や肥満（BMI≧30），運動不足，高塩分食品の摂取などが放射線被曝200〜500mSvに相当し，野菜不足や受動喫煙が放射線被曝100〜200mSvに相当

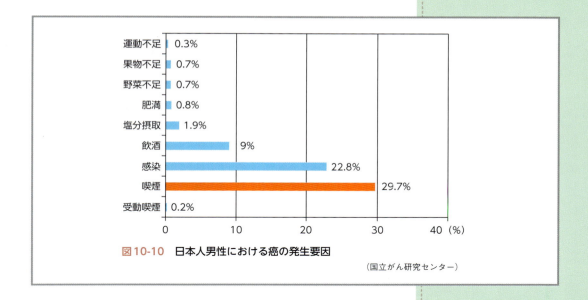

図10-10　日本人男性における癌の発生要因
（国立がん研究センター）

するリスクとなる．特定部位でのリスクでは，喫煙による肺癌発症リスクや大量のアルコール摂取による食道癌発症リスクが，原爆以上のリスク要因となることも注目される．

ⓒ **喫煙の関与**　欧米での癌発生要因としての喫煙の影響度は約30％と報告されているが，図10-10に示したように日本人男性でも29.7％と欧米と変わりなく高く，最大の要因となっている．図示していないが，女性の場合には男性より喫煙率が低いために5.0％にとどまっており，感染が17.5％と最大の要因となっている．

喫煙という習慣は，コロンブスのアメリカ大陸発見によって欧米にもたらされたアメリカ原住民の習慣であったが，瞬く間に世界中に拡散し，日本にも戦国時代の鉄砲伝来以降に伝わっている．もともとは，アメリカ先住民が儀式などに用いていたものであったが，喫煙による脳血流量の低下などを介して陶酔状態になることなどから嗜好品として広がったと考えられている．

1930年代に入ると肺癌が急増したことから，大量に消費されていたタバコとの関連が疑われるようになり，その後数多くの疫学研究が行われ，タバコは肺癌や口腔癌，喉頭癌，食道癌，胃癌，膀胱癌など多くの癌の発症と関係することが明らかになった．それではタバコの害とは何か？　タバコの煙中にはおよそ4,000種類の化学物質が含まれ，そのなかには200種類を超える発癌物質が含まれているのである．表10-8にその一部を示したが，注目すべきは喫煙者が吸う主流煙に含まれる発癌物質よりも，副流煙に

表10-8　タバコの煙に含まれる発癌物質

	主流煙	副流煙	副流煙/主流煙比
発癌物質 (ng/本)			
ベンゾ(a)ピレン	20〜40	68〜136	3.4
ジメチルニトロソアミン	5.7〜43	680〜823	19〜129
メチルエチルニトロソアミン	0.4〜5.9	9.4〜30	5〜25
ジエチルニトロソアミン	1.3〜3.8	8.2〜73	2〜56
N-ニトロソノルニコチン	100〜550	550〜2,750	5
4-(N-メチル-M-ニトロソアミノ)-1-(3-ピリジル)-1-ブタノン	80〜220	800〜2,200	10
ニトロソピロリジン	5.1〜22	204〜387	9〜76
キノリン	1,700	18,000	11
メチルキノリン類	700	8,000	11
ビロラジン	32	96	3
2-ナフチルアミン	1.7	67	39
4-アミノビフェニール	4.6	140	30
0-トルイジン	160	3,000	19
その他の有害物質 (mg/本)			
タール (総称として)	10.2	34.5	3.4
ニコチン	0.46	1.27	2.8
アンモニア	0.16	7.4	46
一酸化炭素	31.4	148	4.7
二酸化炭素	63.5	79.5	1.3
窒素酸化物	0.014	0.051	3.6
フェノール類	0.228	0.603	2.6

(厚生労働省：厚生労働省の最新たばこ情報)

含まれる発癌物質の濃度のほうが3〜120倍も高く，タバコに火をつける行為は，発癌物質による環境汚染を招く行為にほかならない．

現在，2003年に世界保健機関(WHO)総会において全会一致で採択された「タバコの規制に関する世界保健機関枠組条約」に基づいて，タバコ消費の抑制，広告・販売規制などが進められている．また2003年に日本で施行された健康増進法によって，多数の者が使用する施設(学校のような公共の建物から飲食店や商店などまで多様な施設)における受動喫煙を防止するための措置を講じることが求められている．

表10-9 世界における慢性感染に起因する癌

感染源	部位	年間罹患数	割合
ヘリコバクター・ピロリ菌 (HP)	胃癌	490,000	5.4
ヒトパピローマウイルス (HPV)	子宮頸癌,他	550,000	6.1
肝炎ウイルス (B, C型) (HBV, HCV)	肝癌	390,000	4.3
EBウイルス (EBV)	リンパ腫,鼻咽頭癌	99,000	1.1
ヒトヘルペスウイルス8型 (HHV-8)	カポジ肉腫	54,000	0.6
ビルハルツ住血吸虫 (*Schistosoma haematobium*)	膀胱癌	9,000	0.1
ヒトT細胞白血病ウイルス1型 (HTLV-1)	白血病・リンパ腫	2,700	0.1
肝吸虫 (*Liver flukes*)	胆管細胞癌	800	
	感染関連癌総数	1,600,000	17.7
	癌総数 (1995年)	9,000,000	100

(国際癌研究機構 (IARC), 2003年)

Column　イヌ・ネコの癌とヒトの癌

ペットであるイヌやネコもヒトと同じ環境で暮らしている．大気汚染や放射線への曝露にも大きな差はない．イヌやネコの寿命も徐々に伸びてきて，人間でいえば80〜90歳まで生きる例もまれではなくなっている．また，細胞を構成しているタンパクやDNAに使われているアミノ酸と核酸にも違いはない．ここまで聞くとヒトにみられるような癌がイヌやネコにも同じようにあってもおかしくはないと誰しも考えるだろう．

しかし，イヌやネコの癌は，乳腺腫瘍や皮膚癌が多く，ヒトにみられるような肺癌，大腸癌，胃癌などはまれだという．なぜこのような違いが生まれるのだろうか？ よ〜く考えてみると…，そう！酒やタバコをやらないからである．

ⓓ **感染症の関与**　表10-7をみると，C型肝炎ウイルス感染によって肝癌発症リスクが36倍，ピロリ菌感染によって胃癌発症リスクが10倍になることがわかる．これらの感染による癌発症リスクは，広島・長崎の原爆被曝に比べても圧倒的に高いものであり，C型肝炎ウイルスに対する抗ウイルス治療やピロリ菌の除菌療法による癌予防の重要性がよく理解できる．表10-9に世界における慢性感染をベースに発症する癌を示した．ピロリ菌による胃癌やヒトパピローマウイルスによる子宮頸癌，肝炎ウイルスによる肝癌を含めて，慢性感染に起因する癌は癌全体の約1/6を占めるとされている．

❷ 遺伝要因の関与

　喫煙などの外的要因によって肺癌などの発症が促進されるのは明らかであるが，タバコをいくら吸っても肺癌にならない人がいること，タバコを吸っていなくても，親や親族などで癌になる人が多い家系があることも事実である．つまり，癌遺伝子や変異した癌抑制遺伝子が親から子供へ遺伝するような，遺伝性の癌ではないものの，癌になりやすい体質や癌になりにくい体質が遺伝している可能性は否定できない．癌のなりやすさが遺伝するのか否かはどう証明できるのだろうか？

　スウェーデンでは，1932年から癌登録が行われており，親がある種の癌に罹患した場合に子供が同じ癌にかかる割合を計算することが可能である．親が癌に罹患していない場合に子供が癌にかかる割合と比較してみると，表10-10に示したように，食道癌や大腸癌，膵癌，肺癌，乳癌など大部分の癌において，親がある種の癌に罹患している場合は，親が罹患していない場合に比べて2～5倍程度で子供の癌発症リスクが高かった．この研究成果は，癌のなりやすさが親から子供へ遺伝している可能性を示すが，同じような生活環境にあることが関与している可能性も否定はでき

表10-10　癌のなりやすさと遺伝

癌　種	家族性（親が罹患）			コントロール（親は非罹患）		
	例　数	発症率	リスク（%）	例　数	発症率	リスク（%）
食道癌	8	4.0	0.5	601	1.6	0.1
胃癌	82	8.3	0.4	1,410	3.5	0.3
大腸癌	681	30.7	2.6	6,093	17.5	1.6
肝癌	37	4.1	0.3	1,386	3.6	0.3
膵癌	46	7.9	0.7	1,490	3.9	0.3
肺癌	365	26.8	2.3	5,128	13.7	1.2
乳癌	1,779	68.8	5.5	19,144	41.1	3.4
卵巣癌	97	15.2	1.2	2,872	5.8	0.5
前立腺癌	922	45.2	4.2	5,071	22.4	2.1
甲状腺癌	12	6.4	0.5	1,196	1.9	0.1
非ホジキンリンパ腫	74	14.0	1.1	3,481	7.6	0.6
ホジキン病	8	8.9	0.6	1,073	1.7	0.1
多発性骨髄腫	23	5.8	0.5	878	2.2	0.2
白血病	55	9.2	0.8	3,145	6.5	0.5

(Int J Cancer, 108：109-114, 2004)

ない．しかし，異なる環境で育った一卵性双生児であっても，同一の環境で育った二卵性双生児よりもお互いに同じ癌を発症する確率が高いという研究成果もあり，癌のなりやすさは遺伝していると考えてよい．

それでは，癌のなりやすさが親から遺伝しているとすると，生活に気をつけることは意味がなくなるのか？ そのように考えがちだが，実は遺伝要因と環境（外的）要因の関係は図10-11に示したように，環境要因にさらされなければ，遺伝要因があろうとなかろうと癌発症の危険性は変わらないのである．遺伝要因のないヒトが環境要因にさらされると，さらされない場合に比較して1.4倍にまで危険性が上がり，遺伝要因のあるヒトの場合には3.8倍にまで上がる．したがって，遺伝要因のあるヒトは環境要因をより慎重に避ける必要があると考えるべきなのである．

3. 癌の進展過程
❶ 前癌病変

正常細胞に遺伝子変異が積み重なることで癌細胞に変わるが，どの時点から癌細胞になったと特定することは非常に難しい．病理組織検査でも，正常細胞から低度**異形成**，中等度異形成，高度異形成と変化して，最終的に癌細胞と診断する．しかし，明確な線引きがあるわけではなく，どこからが癌細胞かを決めるのは，病理診断医しだいというのが実際である．

癌の進展において，たとえば，C型肝炎ウイルスの感染後に慢

異形成
腫瘍学領域において，細胞が正常ではみられない形態になること．形態異常．

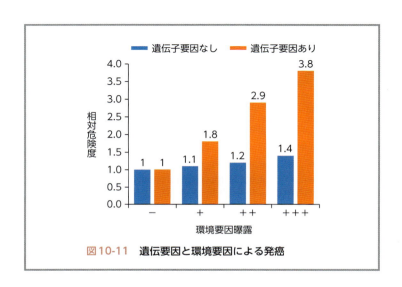

図10-11　遺伝要因と環境要因による発癌

第10章　腫瘍

■ 粘膜内癌
粘膜からできた癌で，粘膜内にとどまっているものを指す．

性肝炎や肝硬変を経て肝癌が発症するので，慢性肝炎や肝硬変は肝癌の発生母地と考えられている．同様にヒトパピローマウイルスの持続感染によって子宮頸部の粘膜の異形成が生じ，粘膜内癌■が10％程度の割合で出現し，そのうちの10～30％が子宮頸癌に進行する．その意味では，慢性肝炎や肝硬変，子宮頸部の異形成などは前癌病変と考えられ，一定の割合で進行癌に進展すると考えられる．

代表的な前癌病変として，口腔癌の前癌病変としての白板症（はくばん症），食道癌の前癌病変としてのまだら食道，皮膚癌の前癌病変としてのボーエン病などがよく知られている（図10-12）．

❷ 癌の悪性化進展 ― 転移

ⓐ 癌の特徴である転移　癌が発生した局所だけが大きくなるのであれば，局所の癌組織を切除すれば治癒し，それほど恐ろしい病気とはならない（図10-13-A）．しかし，癌の最大の特徴として，浸潤・転移という能力の獲得があり，これが元凶となる．白血球のような，異物の侵入に対するガードマンとして働く細胞が，全身をくまなく巡回して，異物の侵入した局所で血管外に出ることはあるが，もともと正常な細胞は臓器を越えて他臓器に移動することはない．しかし，癌細胞では多数の遺伝子異常が蓄積することによって，発生由来臓器から他臓器に移動する能力を獲得することがしばしばある．図10-13-Bのように，原発巣の形成に続いて，血管新生により癌細胞の血管内への侵入が起こる．そ

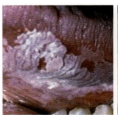　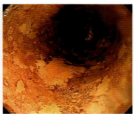　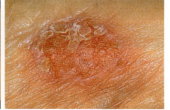

A．白板症　　　B．まだら食道　　　C．ボーエン病

図10-12　前癌病変
A：口腔内の粘膜が角化亢進して，肉眼的に粘膜が白色を呈する．癌化に移行する異形成が隠れていることがあり，臨床的には前癌病変として扱われる．写真では，舌の側面に白色を認める．
B：食道をヨード染色した際に，異形成細胞や癌細胞は染まらないために，まだら模様に染まることから，まだら食道と呼ばれる．食道癌の前癌病変として扱われている．
C：表皮の有棘細胞が癌化しているものの，表皮内にとどまっているものを指す．慢性湿疹と誤診されやすい（写真提供：本田光芳）．

して，血管内を移動した癌細胞が，標的臓器で血管外へ脱出して，局所で微小転移巣を形成し，しだいに増大して転移巣を形成する．

ⓑ **転移様式と転移臓器** 癌の転移様式には，血行性転移，リンパ行性転移，播種性転移の3種類がある．

<u>血行性転移</u>は，癌の原発巣に形成されてくる脆弱な新生血管内に癌細胞が侵入し，血流に乗って他臓器に移動する（**図10-13-B**）．癌腫では進行するにつれて血行性転移が多くなるが，肉腫では比

> **column**
> **なぜ正常細胞は癌細胞のように移動できないのか？**
>
> たとえば，正常な肝細胞は，肝臓の働きに必要な遺伝子はオンの状態になっているが，脳の神経細胞や胃の粘膜細胞など，ほかの細胞の働きに必要な遺伝子は常にシャットダウンされている．これが分化の意味である．したがって，肝臓のなかに神経細胞や胃の粘膜細胞がつくられることはない．同様に，正常細胞で移動ができる細胞は白血球系細胞に限られており，ほかの臓器の細胞では，移動に必要な遺伝子がシャットダウンされており，オンになることはない．そのため各種臓器の細胞はほかの臓器に移動することはできなくなっている．しかし，癌細胞は，メチル化や脱メチル化の異常が起こり，シャットダウンされていた遺伝子がオンの状態に復活することがある．
>
> 最近注目のiPS細胞は，まさにこのシャットダウンされたすべてがリセットされた細胞であり，どのような細胞にもなれる可能性を秘めている．

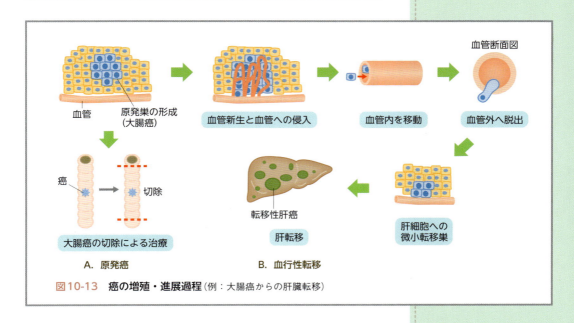

図10-13 癌の増殖・進展過程（例：大腸癌からの肝臓転移）

第10章 腫瘍

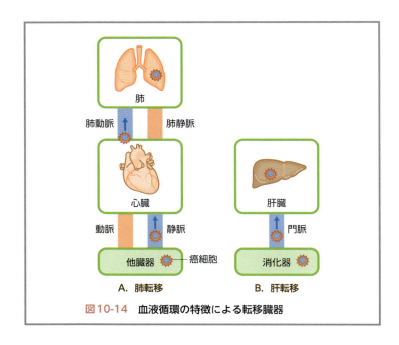

図10-14 血液循環の特徴による転移臓器

較的早期に血行性転移をすることが多い．

リンパ行性転移は，癌の原発巣に形成されてくる脆弱なリンパ管内に癌細胞が侵入し，癌組織から近いリンパ節に移動して増殖を始める．癌腫でははじめにリンパ節に転移することが多く，癌組織から近いリンパ節から同心円状に転移巣が拡大していく．

播種性転移は，たとえば，肺の末梢に形成された肺癌が胸膜をつき破って胸腔内にばらまかれたり，胃癌や大腸癌が，漿膜を突き破って腹腔内にばらまかれることで癌細胞が他部位に着床し増殖を始める．病巣も多くなり，さらに転移を増やしていく．

癌の転移臓器を調べてみると，ランダムにいろいろな臓器に転移しているわけではない．転移臓器として多いのは，**肺**，**肝**，**骨**の3臓器である．**図10-14-A**に示したように，ある臓器に癌が形成されると，構造のしっかりしていない静脈側に侵入し，血管内に入った癌細胞は心臓に運ばれ，ついで肺に運ばれて最初の毛細血管網に到達し，この場所で血管外へ出ることになるため，肺転移が多くなる．また，消化管にできた癌の場合には，静脈が一度肝臓に寄り道をするので（門脈路），静脈内に侵入した癌細胞は肝臓に運ばれて，肝臓内の毛細血管網に到達して転移巣を形成する（**図10-14-B**）．したがって，消化管の癌では肝転移が多くなる．

ほかにも，前立腺癌や乳癌のように骨転移しやすい癌もあり，転移のなかでは3番目に多くなっている．また，発見者の名前が

ついた特異な転移が知られている．左鎖骨上窩リンパ節への転移を**ウィルヒョウ転移**，骨盤腔のダグラス窩への播種を**シュニッツラー転移**，両側卵巣へ転移したものを**クルーケンベルグ腫瘍**と呼ぶ．いずれも**胃癌からの転移**が多い．

4. 癌が宿主に及ぼす影響

　癌の初期には，ほとんど自覚症状は認められないが，しだいに進行して末期癌になるとさまざまな症状が認められるようになる．宿主に与える影響は，局所的影響と全身的影響に分けられる．

　局所的影響としては，周囲臓器を圧迫し，血行障害や機能障害をもたらす．消化管などの管腔臓器に癌ができると，狭窄や通過障害が起こって，吐き気（悪心）や便秘などの症状をもたらす．胆道系の癌では，胆汁の通過障害のために黄疸が認められるようになる．転移が起こると肝転移では肝不全になったり，肺転移では呼吸不全になったり，骨転移では病的骨折を認めるようになる．

　全身的影響としては，癌の進行期・末期になると癌細胞によって栄養が奪われてしまううえに，TNF-αなどの炎症因子の影響で悪液質（p.92参照）と呼ばれる状態になる．全身がやつれて，貧血状態となり，筋力低下が認められ，極端にやせ細っていく．

黄疸
胆汁色素であるビリルビンが，血液中に増加することで（高ビリルビン血症），眼の強膜（白眼部分）や皮膚・粘膜などが黄色調を呈する症状．

D 腫瘍マーカーと癌の診断

1. 生化学的診断—腫瘍マーカー

❶ 腫瘍マーカーとは何か？

　癌は，正常細胞ではなく異常な細胞ゆえに，正常細胞とは異なる癌細胞の目印となる物質をつくる．そして，その物質を生検組織や血中，尿中，便中から検出することで癌の存在はもとより，癌の種類や病気の広がり，治療の効果予測，治療の効果判定，再発の発見などに役立たせている．このような癌細胞の目印となる物質を**腫瘍マーカー**と呼ぶ．主なマーカーは以下の3つがあげられる．

① 正常細胞は産生しないタンパクや異常が起こった遺伝子産物．
② 正常細胞にも存在するが，癌細胞のほうがよりたくさん産生する物質．
③ 癌細胞の影響によって，正常細胞がたくさん産生する物質．

生検組織
ヒトの体の一部（腫瘍など）を外科的に切り取る（内視鏡を通した小さいはさみで採取したり，針を刺して採取）ことを生検と呼び，生検された細胞や組織のこと．

❷ 腫瘍マーカーの役割

ⓐ **癌の存在診断**　健康診断や癌の早期発見を目的とした場でのスクリーニングに用いるのが理想的だが，実際には癌の早期から異常値を示す腫瘍マーカーはなく，画像診断などでみつかった腫瘍の悪性度診断など，補助的に用いられているにすぎない．

ⓑ **治療効果のモニタリング**　抗癌薬や放射線照射などの治療によって癌が小さくなった場合には，腫瘍マーカーの値が低下するので，治療がうまくいっているかどうかの判定に使用される．

ⓒ **再発の監視**　治療によって基準値となった腫瘍マーカーが再発に伴い再び上昇するのを監視することで，再発を早期に発見して，早期に治療を開始できるようになる（**図10-15**）．再発した場合に，画像診断でみつけるよりも数ヵ月早く腫瘍マーカーが上昇することがあり，非常に早期に再発をみつけることが可能な場合がある．

❸ 代表的腫瘍マーカー

ⓐ **CEA（癌胎児性抗原）**　本来は胎児の消化管などでつくられるタンパクで，消化器系の粘膜細胞が癌化すると先祖返りをして産生するようになる．大腸，胃，膵臓などの消化器系の腫瘍マーカーとして用いられる．臓器特異性はなく，糖尿病や肝硬変，肺疾患，ヘビースモーカーでも上昇することがある．

ⓑ **AFP（αフェトプロテイン）**　胎児期の肝臓でつくられるタンパクで，正常な肝細胞が癌化すると先祖返りをして産生するようになる．肝細胞癌のスクリーニングや効果判定に用いられる．癌でなくとも妊娠後期や肝硬変，肝炎などで上昇する．

CEA
carcinoembryonic antigen の略．

先祖返り
本来は遠く離れた先祖の形質が現れる隔世遺伝のことを指しているが，ここでは，成人の細胞が癌化に伴って胎児期の細胞と同じ性質を持つようになることを指している．

AFP
alpha-fetoproteinの略．

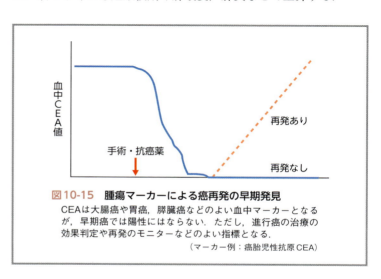

図10-15　腫瘍マーカーによる癌再発の早期発見
CEAは大腸癌や胃癌，膵臓癌などのよい血中マーカーとなるが，早期癌では陽性にはならない．ただし，進行癌の治療の効果判定や再発のモニターなどのよい指標となる．
（マーカー例：癌胎児性抗原CEA）

ⓒ **PSA**（前立腺特異抗原）　ヒトの前立腺から発見されたタンパクで，前立腺癌に特異的なマーカーであるが，前立腺炎や前立腺肥大でも上昇する．

ⓓ **CA19-9**　タンパクを修飾している糖のつながった糖鎖の一種で，細胞表面のタンパクに結合している．膵癌や大腸癌，胆道癌，胃癌などの消化器系の腫瘍マーカーとして用いられる．とくに膵癌での陽性率が高く，膵癌の治療効果判定や経過の観察に用いられる．

2. 病理診断（確定診断）

癌という診断は，細胞診や組織診などで病理学的に癌細胞の存在を確認することが必要で，X線写真や腫瘍マーカーだけで診断することはできない．病理診断が唯一の確定診断となる．

❶ 細胞診

肺癌に対する喀痰細胞診や子宮頸癌に対する細胞診などで使われている．痰を出したり，子宮頸部を擦るだけでできるため，患者への侵襲が少ない検査であるが，組織の細胞が十分に採取できないために癌細胞がみつからない場合も多い．癌細胞が採取でき

■ **PSA**
prostate specific antigen の略．

■ **CA19-9**
carbohydrate antigen 19-9 の略．

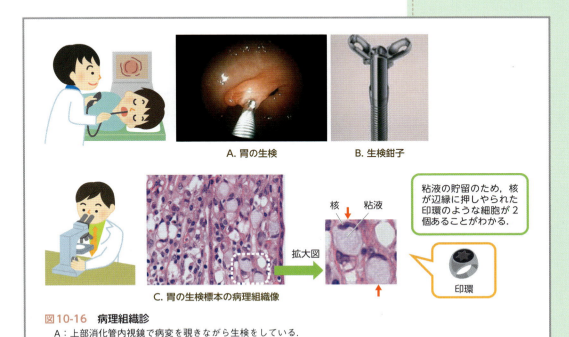

図10-16　病理組織診
A：上部消化管内視鏡で病変を覗きながら生検をしている．
B：生検に使う生検鉗子．
C：胃癌病理組織像に粘液を貯留した印環細胞癌が認められる（写真提供：田中伸哉）．

第10章 腫瘍

ない場合には，組織の一部を取って病理組織診を行う必要がある．

❷ 病理組織診

内視鏡や気管支鏡で，癌を疑う組織を直接見ながら，生検鉗子で掴みとり，染色をして顕微鏡で細胞の形態を観察することを病理組織診と呼ぶ．細胞の形態に異形成を認め，組織構造が破壊されていることなどを根拠に，正常組織であるか，癌組織であるかを病理診断する．図10-16に，胃の組織を内視鏡で覗きながら生検鉗子で掴みとり，その組織を観察したところ，印環細胞癌であることが確認された例を示した．

■ 生検鉗子
生体組織を切り取るために使われる，物をつかんだり牽引したりするのに使用する医療器具．

■ 印環細胞癌
細胞質内の粘液を貯留した巨大な小胞が，細胞核を辺縁に圧排している特徴を持つ癌細胞である．印環とは，シグネットリングとも呼ばれる昔の貴族がはめていた上部に紋章が彫られた指輪のことで，形が似ていることに由来する．

E 癌の治療

癌の治療は主に，① 手術療法，② 放射線療法，③ 化学療法の3つの方法で行われている．以下に個々の治療法について解説する．

1. 癌の手術療法

❶ 手術療法の効果

癌の手術療法は，癌組織を外科的に切り取る治療法で，癌の特徴である転移を考えなければ，非常にシンプルな方法である．その意味では，癌を「局所の病気」として扱った治療法である．転

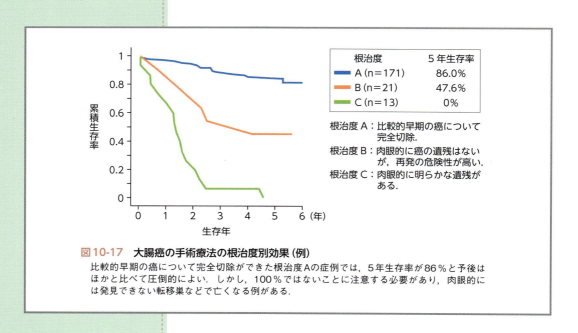

図10-17　大腸癌の手術療法の根治度別効果（例）
比較的早期の癌について完全切除ができた根治度Aの症例では，5年生存率が86％と予後はほかと比べて圧倒的によい．しかし，100％ではないことに注意する必要があり，肉眼的には発見できない転移巣などで亡くなる例がある．

移する可能性の低い，非常に早期の癌の治療法としては優れた方法といえる．ある病院での大腸癌の**根治度**別の手術の効果例を**図10-17**に示した．これをみてみると，比較的早期の癌の根治切除の場合（根治度A）には，切除の効果は顕著によいが，それでも腫瘍細胞が遺残している可能性がある限り，常に再発の危険性があることもわかる．進行癌の根治切除の場合（根治度B）には，その約半数の患者が再発や転移などによって5年以内に亡くなっていることがわかる．つまり，手術療法は転移がない早期の場合には切除によって治癒が望めるが，進行癌のように転移が疑わしい場合には，単独での治癒を期待することはあまりできない．

❷ **手術療法の合併症**

　治癒を目指すためには，できるだけ大きく切り取るほうがよいことから，切除範囲を拡大する方向で手術療法は発展してきた．しかし，切除範囲を大きくすれば根治性は高くなるが，手術時間の延長による肺合併症や臓器の機能障害，術後の縫合不全や術後出血などさまざまな合併症の増加や手術の安全性を損なうことになる．さらには，高齢化の進展に伴い，高齢者の癌が増加してきたため，手術の適応年齢も徐々に拡大してきた．その結果，すでに糖尿病や心不全，認知症などの疾患を抱えた高齢癌患者の術後合併症が大きな問題となっている．

　例として胃癌手術後の合併症を**表10-11**に示した．もちろん，胃癌手術に特有の合併症もあれば，癌手術に共通した合併症もある．**無気肺**や術後出血，縫合不全などは，手術に共通した合併症であり，術後早期に認められるため，術後の慎重な観察が必要

表10-11　胃癌手術後の合併症

合併症	出現時期	症状	対策
無気肺	直後〜2日	呼吸困難，頻回呼吸	去痰薬
術後出血	直後〜2日	吻合部より出血，貧血の進行	止血薬，開腹で止血
縫合不全	3〜10日	腹膜炎症状	開腹手術，輸液，抗菌薬
術後狭窄	7〜10日	通過障害	蠕動亢進薬
小胃症候群	1週以降	腹痛，嘔吐	食事療法
ダンピング症候群	1〜2週以降	腹痛，嘔吐，頻脈	食事療法
消化吸収障害	1ヵ月以降	下痢，脱水，体重減少，ビタミンB_{12}欠乏，Fe減少	栄養補給

癌の治療

■ **根治度**
癌を完全に取り除く目的で行う手術を根治手術と呼び，根治度は根治手術においてどの程度の癌を取り除けたかを表す．

■ **無気肺**
気管支や肺が，何らかの原因で閉塞したり圧迫され，肺全体あるいは一部の空気が減少ないし消失し，肺容積が縮小した状態．

第10章 腫瘍

になる．無気肺は高齢者になるほど増加し，開胸手術をすると非常に頻度が高くなる．術後出血や縫合不全に対しては，腹腔内や胸腔内に誘導管を入れるドレナージと呼ばれる処置を行う．これによって誘導管から血液や滲出液（しんしゅつえき）を排出させる．

■ ドレナージ
体内の余分な水分や血液などを，誘導管を使って体外に排出させる処置．

2. 癌の放射線療法

　放射線治療においては，正常組織に対する副作用を全く考慮しなければ，放射線量の増大によって癌細胞を100％破壊することができる．しかしながら，正常細胞への影響を考えると，患者の生命を犠牲にして癌の完治を目指すことは考えられない．つまり，癌治療の目的は，癌組織を除去するだけではなく，癌組織を除去することによって普通の健康的な生活を送れるようにすることにある．したがって，放射線治療においても正常組織へのダメージをできるだけ少なくすることが重要である．

　現在では，大きく2つの治療法によって正常組織へのダメージ軽減が図られている．

　一つは，放射線の**分割照射**による治療法である．1回の治療で浴びる放射線量が多いと癌細胞だけでなく正常細胞も深く傷つき，細胞自身で修復することができなくなってしまう．しかし，1回の放射線量が少なければ傷は浅く，正常細胞は自身で修復することが可能となる．一方，癌細胞は正常細胞に比して修復する能力が弱く，少ない量の放射線でもそれを続けていくとダメージが蓄積し，最後には死滅する．この修復能力の違いを利用して，

ガンマナイフとサイバーナイフ

　ガンマナイフとサイバーナイフは，どちらも定位放射線治療装置であり，ロボット技術を応用して癌局所に放射線を集中照射して癌組織だけを叩こうとする装置である．ガンマナイフは1968年に開発された装置で，頭蓋骨を直接固定して放射線をあてる頭蓋内腫瘍を標的としているのに対して，サイバーナイフは1992年に開発された比較的新しい装置で，放射線発射装置を取りつけた6つの関節を持つロボットアームが角度を自在に変えることで的確に病巣を照射する．その結果，1,200方向からの正確な立体照射によって周辺の正常な細胞にはほとんど悪影響を与えないで治療することができる．サイバーナイフでは頭蓋内腫瘍以外の癌も対象となる．

癌細胞だけにダメージを与える少ない量の放射線を分割照射することによって治療する．

もう一つは，コンピューター制御された**定位放射線照射**による治療法である．これは病巣に対して放射線を多方向から集中照射させることで，癌細胞にあてる線量だけを多くし，正常細胞への線量を極力減らす方法である．

そのほか，先進医療である**重粒子線治療**の開発によって，一定の深さの組織にだけ放射線をあてることが可能になり，放射線照射量を増大させることが可能になってきている．

重粒子線治療
放射線のなかで電子より重いものを粒子線，ヘリウムイオン線より重いものを重粒子線と呼ぶ．重粒子線治療は，重粒子線を光の速度の約70％まで加速させて照射し，体の深部の癌を攻撃する方法である．

3. 癌の化学療法
❶ 化学療法の始まりから現在への進歩

癌化学療法の歴史は浅く，始まりは1940年代である．図10-18に示したように，1940年代の第二次世界大戦中にマスタードガスを浴びたことでリンパ腫がよくなった例があったことから，マスタードガスの誘導体であるナイトロジェンマスタードの抗腫瘍効果が調べられ，実際にリンパ腫に対する抗腫瘍効果が確認された．これが癌化学療法の原点である．戦後の1950〜60年代にナイトロジェンマスタードの誘導体からつくられたシクロホスファミドやフルオロウラシルなどの抗癌薬の開発によって，白血病に

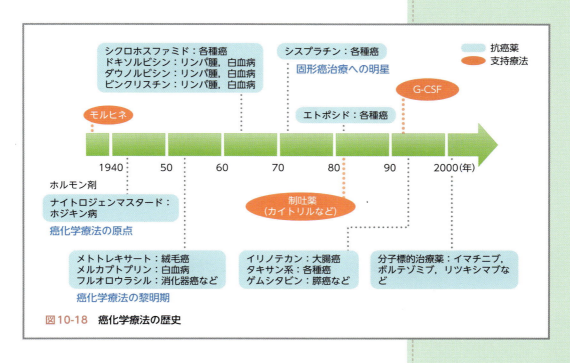

図10-18　癌化学療法の歴史

対する化学療法が確立した．この癌化学療法の黎明期には，白血病などの限られた癌のみが化学療法の対象になっていたが，70年代のシスプラチンの開発によって，固形癌に対する化学療法に希望の光が射すようになった．

また，癌の**支持療法**の面でも新しい薬剤の開発が進み，80年代には新しい制吐薬の開発によって，抗癌薬投与後に悪心・嘔吐で苦しむ患者が激減した．また，90年代には顆粒球の増殖を刺激する顆粒球コロニー刺激因子（G-CSF）が開発され，抗癌薬使用後の好中球減少の期間が短縮された．

2000年代に入って，癌に特異的に発現している分子などを狙い撃ちにする**分子標的治療薬**が開発され，慢性骨髄性白血病に対するイマチニブのように，画期的な効果をもたらす薬剤も登場するようになった．

❷ 抗癌薬の作用と副作用

抗癌薬の作用機序はいくつかあるが，けっして癌細胞に特異的に効くわけではない．細胞が増殖するためには，DNAの複製，RNAの合成，タンパクの合成が必須であるが，抗癌薬の一部は，これらを阻害することによって増殖をストップさせる機序で働く．ほかには，DNAに損傷を与えて，細胞死を誘導する薬剤もある．いずれにしても，これらの機序は癌細胞特異的ではなく，細胞増殖の速い細胞であれば，正常細胞，癌細胞の区別なく効果を示す．そのため，癌細胞の細胞死を誘導する量の抗癌薬を投与すると，正常細胞の細胞死も誘導され，副作用が現れてしまう．

ⓐ 抗癌薬の特性 普通の薬剤は効果が出始める最小量の4～8倍程度まで用量依存的に効果が高くなるが，副作用が出るまでの用量は効果が出始める用量との差が大きく，通常使用量では顕著な副作用は出ないことが多い（図10-19-A）．しかし，抗癌薬では効果が最大に出る**最大耐用量**で使用されることが多く，この最大耐用量と副作用が出る最小投与量との差があまりないため，治療に使われる用量幅が狭い．図10-19-Bをみると，効果が最大になる容量では副作用が症例の半数で認められてしまう．したがって，抗癌薬を使う化学療法では副作用が必ず出ると予想して，対処法を事前に準備しておくことが必要になる．

ⓑ 抗癌薬の副作用 ではどのような副作用が認められるのだろうか．抗癌薬は増殖が早い細胞にダメージを与えると前述したが，まさに増殖の早い部位に最も高頻度で副作用が出現する．消

支持療法
癌そのものに伴う症状や癌の治療による副作用を軽減するための予防策や治療のこと．

G-CSF
granulocyte-colony stimulating factorの略．

分子標的治療薬
癌細胞の持つ特異的な性質を分子レベルでとらえ，それを標的として効率よく作用するようにつくられた薬である．主に抗体医薬と小分子化学物質の2つに分けられる．

最大耐用量
患者が生体として耐えられる最大の投与量のこと．

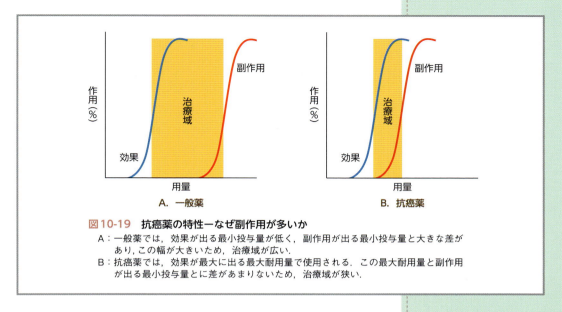

図10-19 抗癌薬の特性―なぜ副作用が多いか
A：一般薬では，効果が出る最小投与量が低く，副作用が出る最小投与量と大きな差があり，この幅が大きいため，治療域が広い．
B：抗癌薬では，効果が最大に出る最大耐用量で使用される．この最大耐用量と副作用が出る最小投与量とに差があまりないため，治療域が狭い．

表10-12 化学療法の主な副作用

❶ 消化器症状
　悪心・嘔吐，口内炎，下痢，消化管穿孔，イレウスなど
❷ 骨髄抑制
❸ 皮膚症状，脱毛，粘膜障害
❹ 神経症状
❺ 浮腫
❻ 間質性肺炎
❼ 心毒性
❽ 肝障害と腎障害

化器症状，骨髄抑制，脱毛が抗癌薬の3大副作用とされている（表10-12）．消化器症状としては悪心・嘔吐がほとんどの症例に認められ，ほかに口内炎や下痢などが多い．最近では，効果的な制吐薬が開発され，極度にひどい状態にはならないで済んでいるが，食欲不振や不快感などは完全には制圧できてはいない．骨髄抑制も頻度の高い副作用で，白血球減少や血小板減少，貧血などが認められる．白血球減少に対しては，顆粒球の増殖を刺激するG-CSFが開発され，顆粒球減少の期間を短くすることが可能となった．また，脱毛も多く認められるが，医療用ウィッグなども充実してきている．

4. 免疫チェックポイント阻害薬による免疫治療

生体が持つ免疫応答を利用した癌免疫治療が長い間試みられて

きたが，免疫応答の攻撃力を活性化しようとする従来の治療法は明確な成果を上げることはできなかった．しかし近年，制御性T細胞の存在が明らかにされ，自己を認識するリンパ球の活性化が抑制されることによって自己免疫反応が抑制されていることが明らかになってきた．その過程で使用されているブレーキ役の細胞表面タンパクが癌細胞にも発現されており，免疫の働きにブレーキをかけていることが明らかにされた．現在では免疫チェックポイントと呼ばれるブレーキ役のタンパクの働きを阻害する抗体（**免疫チェックポイント阻害薬**）が実際の治療に応用され，一部の患者ではあるものの劇的な効果が得られることが明らかになってきた．このブレーキ役の細胞表面タンパクは一つではないため，現在も数多くの抗体製剤が臨床応用に向けて開発されている．

索 引

日本語索引

あ

アイソザイム ……………………… 171
悪液質 ……………………………… 92
悪性腫瘍 ……………………… 168, 172
悪玉菌 ……………………………… 121
悪玉コレステロール …………… 64, 85
アクネ菌 …………………………… 121
アセチルCoA ……………………… 76, 79
圧迫萎縮 …………………………… 17
アデニン …………………………… 90
アデノシン3リン酸 ……………… 79
アテローム性動脈硬化症 ……… 64, 88
アトピー性皮膚炎 ………………… 141
アドレナリン ……………………… 78
アナフィラキシーショック … 71, 141
アポトーシス …………………… 20, 180
アポリポタンパク ………………… 84
アミノ酸 …………………………… 91
アミロイドーシス ………………… 92
アルツハイマー病 ………………… 92
αフェトプロテイン ……………… 192
アレルギー ………………………… 139
ーー，Ⅰ型 …………………… 71, 141
ーー，Ⅱ型 ………………………… 141
ーー，Ⅲ型 ………………………… 142
ーー，Ⅳ型 ………………………… 143
ーー，Ⅴ型 ………………………… 144
ーー性疾患 ………………………… 139
ーー性鼻炎 …………………… 132, 141
ーー反応 …………………………… 132
アンチトロンビンⅢ ……………… 61
ーー欠損症 ………………………… 63

い

異栄養性石灰化 …………………… 19
胃炎 ………………………………… 33
異化 ………………………………… 77
胃潰瘍 ……………………………… 33
易感染性 …………………………… 127
異形成 ……………………………… 187
医原病 ……………………………… 6
萎縮 ………………………………… 17
移植片対宿主反応 ………………… 151
移植免疫 …………………………… 149
異所性石灰化 ……………………… 19
Ⅰ型アレルギー ………………… 71, 141
1型糖尿病 ………………………… 80
一次止血 …………………………… 59
一次創傷治癒 ……………………… 30
遺伝 ………………………………… 36
遺伝子 …………………………… 14, 37
ーー異常 ……………………… 44, 180
ーー型 ……………………………… 37
ーー治療 …………………………… 39
遺伝的疾患感受性 ………………… 9
遺伝的プログラム仮説 …………… 23
印環細胞癌 ………………………… 194
インスリン ………………………… 78
ーー受容体 ………………………… 81
インターフェロン ………………… 132
インターロイキン ………………… 132
院内感染 …………………………… 116
ーー症 ……………………………… 127
ーー対策 …………………………… 128

う

ウイルス …………………………… 117
ウィルヒョウ転移 ………………… 191
ウェルナー症候群 ………………… 104
ウォームショック ………………… 71
右心室 ……………………………… 50
右心不全 …………………………… 67
右心房 ……………………………… 50
うっ血 …………………………… 57, 67
ーー性心不全 ……………………… 67
ウラシル …………………………… 90

え・お

栄養障害 …………………………… 6
ーー性萎縮 ………………………… 17
疫学 ………………………………… 9
液性免疫 ……………… 7, 123, 125, 136, 160
エコノミークラス症候群 ………… 54
壊死 …………………………… 20, 58
エネルギー代謝 …………………… 77
エラー仮説 ………………………… 23
エラスチン ………………………… 105
エリスロポエチン ………………… 106
円座 ………………………………… 5
炎症 ………………… 8, 123, 132, 154
ーーの5徴候 ……………………… 157
ーーマーカー ……………………… 164
遠心分離 …………………………… 30
エンドトキシン …………………… 70
黄疸 ………………………………… 191

か

外因 ………………………………… 6
ーー系凝固経路 …………………… 60
壊血病 ……………………………… 62
外出血 ……………………………… 58
外的要因 …………………………… 6
解糖系経路 ………………………… 79
外毒素 ……………………………… 70
潰瘍 ………………………………… 5
カイロミクロン …………………… 84
ーーレムナント …………………… 84
化学的因子 ………………………… 6
化学伝達物質 ……………………… 161
化学療法 …………………………… 197
可逆性細胞傷害 …………………… 19
核 …………………………………… 12
核酸 ………………………………… 14
核酸代謝 …………………………… 89
ーー異常 …………………………… 89
拡張期血圧 ………………………… 53
確定診断 …………………………… 2
獲得免疫 ……………… 123, 131, 136
過形成 ……………………………… 18
カスケード反応 …………………… 65
ガス交換 …………………………… 105
かぜ ………………………………… 7
化生 …………………………… 20, 29
喀血 ………………………………… 59
活性型ビタミンD ………………… 93
滑面小胞体 ………………………… 13
カビ ………………………………… 117
花粉症 …………………………… 132, 141
可変領域 …………………………… 138
可溶性抗原 ………………………… 142
ガラクトース血症 ………………… 79
顆粒球 ……………………………… 159
カルシウム ………………………… 93
カルシウム代謝 …………………… 93
ーー異常 …………………………… 94
カルシトニン ……………………… 93
加齢色素 …………………………… 105
癌 …………………………………… 168
ーー遺伝子 ………………………… 176
ーーウイルス ……………………… 176
ーー細胞 …………………………… 168
ーー腫 ……………………………… 173
ーー胎児性抗原 …………………… 192
ーーの化学療法 …………………… 197
ーーの手術療法 …………………… 194
ーーの放射線療法 ………………… 196
ーー抑制遺伝子 …………………… 178
肝炎 ………………………………… 32
桿菌 ………………………………… 117
管腔臓器 …………………………… 32
肝硬変 ……………………………… 57
幹細胞 ……………………………… 25

201

索引

か
- 感作T細胞　143
- 間質　107
- 感染　112
  - ── 経路　126
  - ── 源　125
- 感染症　112
  - ── 法　115
- 完全治癒　161
- 冠動脈　66
- ガンマナイフ　196
- 乾酪壊死巣　3

き
- 器官形成期　39
- 気管支喘息　141
- 奇形　39
- キサンチンオキシダーゼ　90
- 喫煙　183
- キニン　70
- 機能障害　157
- 機能分化　30
- ギムザ液　13
- 脚ブロック　105
- キャリア　45
- 球菌　117
- 吸収　76
- 急性炎症　123, 162
- 急性糸球体腎炎　143
- 牛痘　122
- 凝血塊　58
- 凝固　57
  - ── 因子　59
  - ── 壊死　20
  - ── 能　63
- 凝集　59
- 狭心症症状　66
- 胸痛　66
- 虚血　17, 57, 65
- 拒絶反応　151
- キラーT細胞　8, 125, 132, 133, 136
- 筋ジストロフィー　47

く
- グアニン　90
- 空気感染　126
- クラインフェルター症候群　43
- クラミジア　118
- グラム陰性菌　117
- グラム陽性菌　117
- グリコーゲン　78
  - ── 病　79
- グルカゴン　78
- クルーケンベルグ腫瘍　191
- グルココルチコイド　78
- グルコース　78
- くる病　94
- グレイ　47

け
- 経気道感染　126
- 経口感染　127
- 軽鎖　138
- 形質　37
- 形質細胞　125, 136, 160
- 経胎盤感染　127
- 経皮感染　127
- 下血　59
- 血圧　52
  - ── 異常　57
- 血液型　37, 133
- 血液感染　127
- 血液凝固　58
  - ── 機構　61
- 血液分布異常性ショック　70
- 結核　115, 163
- 血管　50
  - ── 系　51
  - ── 新生　82
  - ── 内圧　55
  - ── 内皮細胞成長因子　27
  - ── 内皮細胞増殖因子　27
  - ── 迷走神経反射　70
- 血行性転移　189
- 血腫　58
- 血小板　59
  - ── 血栓　59
  - ── 減少症　62
- 結節影　2
- 結節性陰影　2
- 血栓　53, 58, 64
- 血糖　78
- 血友病　46, 62
- ゲノム　13
- ケモカイン　159
- ケロイド　30
- 原核生物　117
- 原癌遺伝子　176
- 嫌気性菌　117
- 限局性アミロイドーシス　92
- 健康保菌者　126
- 減数分裂　36
- 顕性　37
  - ── 感染　112
- 原虫　119
- 原発性脂質異常症　87
- 原発性肥満　87
- 原発性免疫不全症　147

こ
- 好塩基球　160
- 高カルシウム血症　94
- 抗癌薬　198
  - ── の副作用　198
- 好気性菌　117
- 抗菌薬　112
- 高血圧　71
- 高血糖高浸透圧症候群　80
- 高ケトン血症　81
- 抗原　125
  - ── 抗体複合物　142
- 抗原提示　125
  - ── 細胞　137
- 膠原病　145
- 好酸球　160
- 高脂血症（→脂質異常症）
- 膠質浸透圧　55
- 後出血　62
- 恒常性　27, 76
- 合成　76
- 抗生物質　112
- 梗塞　57, 66
- 抗体　123, 125, 130, 136, 138
- 好中球　20, 123, 160
- 後天性免疫不全症　147
- 高尿酸血症　90
- 高比重リポタンパク　85
- 酵母　117
- V型アレルギー　144
- 呼吸促拍　70
- 骨粗鬆症　107
- 骨軟化症　94
- コラーゲン　32
- 5量体　139
- コレステロール　83
- 昏睡　95
- 根治度　195
- コンピュータ断層撮影　2
- 昏迷　95

さ
- 催奇形因子　39
- 細菌　117
  - ── 検査　2
- 再興感染症　114
- 最高血圧　52
- 細小血管症　82
- 再生　28
  - ── 医療　26
  - ── 不良性貧血　62
- 最大耐用量　198
- 最低血圧　53
- 細動脈硬化症　88
- サイトカイン　125, 132, 138
- 再発　173
- サイバーナイフ　196
- 細胞　12
  - ── 死　16, 20
  - ── 質　12
  - ── 周期関連遺伝子　175
  - ── 周期チェックポイント　180
  - ── 傷害　16

日本語索引

── 傷害型アレルギー　142
── 傷害性T細胞　8
── 診　2, 193
── 水腫　19
── 性免疫　8, 124, 125, 136, 160
── 内小器官　13
── 膜　12
作業性肥大　18
錯乱　95
左心室　50
左心不全　68
左心房　50
痤瘡　121
サーチュイン遺伝子　109
擦過細胞診　4
サリドマイド　48
Ⅲ型アレルギー　142
産道感染　127

し

自家移植　151
糸球体　106
子宮内感染　127
刺激型アレルギー　144
止血　59
── , 一次　59
── , 二次　60
自己寛容　145
自己抗体　62
自己複製能　25
自己免疫疾患　145
自己免疫性溶血性貧血　142
脂質異常症　64, 86
脂質代謝　83
── 異常　85
脂質2重層　15
歯周病　121
糸状菌　117
支持療法　198
自然免疫　123, 131, 135
実質臓器　32
指定難病　146
シトシン　90
紫斑　58
シーベルト　181
脂肪肝　85
脂肪空胞　85
脂肪沈着　19
縦隔　52
重鎖　138
収縮期血圧　52
収縮期高血圧　105
重症急性呼吸器症候群　113
重層扁平上皮　119
終動脈　66
十二指腸潰瘍　28
修復　28

── 遺伝子　175
重粒子線治療　197
宿主　116
粥腫　10, 88
粥状硬化症　64, 88
手術療法　194
受精卵　40
腫脹　157
出血　57, 58
── 性素因　61
出生前診断　39
受動免疫　136
シュニッツラー転移　191
腫瘍　168
── 壊死因子α　132
── マーカー　191
主要組織適合抗原　133, 150
受容体　8
循環器系　50
循環血液量減少性ショック　70
循環障害　57
循環プール　164
傷害因子　16
消化器　31
常在細菌叢　119
常在微生物叢　119
小循環　51
常染色体　13, 36
── 異常　42
── 顕性遺伝　44
── 潜性遺伝　45
小頭症　47
上皮性悪性腫瘍　173
上皮成長因子　26
上皮増殖因子　26
職業癌　181
褥瘡　5
食道静脈瘤　57
触媒　77
ショック　69
徐脈　70
自律性増殖　169
心外閉塞・拘束性ショック　71
真核生物　117
真菌　117, 119
心筋梗塞　66, 67
神経原性萎縮　18
神経原性ショック　70
神経線維腫症1型　44
心原性ショック　70
新興感染症　113
心室　50
── 中隔欠損　41
人獣共通感染症　126
侵襲性　119
浸潤　172
新生児マススクリーニング　45

心臓　50
診断　4
浸透圧利尿　82
深部出血　62
深部静脈血栓症　64
心不全　67
心房　50
蕁麻疹　141

す

水腫　57
垂直感染　127
膵島　78
水平感染　126
数の萎縮　17
ストレスホルモン　79
スピロヘータ　118
ずり応力　60

せ

生活習慣病　9
制御性T細胞　145
生検　191
── 鉗子　194
性染色体　13, 36
── 異常　43
成長因子　26
── 受容体　27
生物学的因子　6
生理的萎縮　17
生理的再生　28
生理的肥大　18
赤沈　165
石灰化　19
赤血球　58
── 沈降速度　165
接触感染　126
接触皮膚炎　143
接着分子　159
線維芽細胞　29
前癌病変　187
染色体　13
── 異常　42
── 相互転座　177
全身性アミロイドーシス　92
全身性エリテマトーデス　146
全身性自己免疫疾患　145
潜性　37
先祖返り　192
善玉菌　121
善玉コレステロール　85
先天異常　39
先天性免疫不全症　147
全能性幹細胞　25
潜伏期　112
── 保菌者　126
せん妄　95

203

索引

せ（続き）
- 線毛上皮細胞 …… 20
- 線溶系 …… 61
- 前立腺特異抗原 …… 193

そ
- 臓器 …… 12
  - ── 特異的自己免疫疾患 …… 145
  - ── 非特異的自己免疫疾患 …… 145
- 早期老化症 …… 104
- 創傷 …… 29
- 増殖因子 …… 26
  - ── 受容体 …… 27
- 増殖性 …… 119
- 増殖制御機構 …… 168
- 早老症 …… 104
- 即時型アレルギー …… 141
- 続発性脂質異常症 …… 87
- 続発性免疫不全症 …… 147
- 側副血行路 …… 57
- 組織因子 …… 59
- 組織幹細胞 …… 25
- 組織診 …… 3, 4
- 組織トロンボプラスチン …… 59
- 粗面小胞体 …… 13

た
- 体温調節中枢 …… 132
- 体格指数 …… 87
- 大血管症 …… 82
- 代謝 …… 76
  - ── 異常 …… 78, 95
- 体循環 …… 50
- 大循環 …… 50
- 代償性肥大 …… 18
- 大動脈 …… 52
  - ── 弁 …… 52
- 対立遺伝子 …… 37
- 多因子疾患 …… 7
- ダウン症候群 …… 42
- 多核巨細胞 …… 160
- 多細胞生物 …… 99
- 多糖類 …… 78
- ターナー症候群 …… 43
- タバコ …… 183
- 多分化能 …… 25
- 他律性増殖 …… 169
- 単球 …… 159
- 単クローン性 …… 170
- 単細胞生物 …… 99
- 単純萎縮 …… 17
- 単層円柱上皮 …… 119
- 単層扁平上皮 …… 119
- タンパク …… 90
- タンパク代謝 …… 91
  - ── 異常 …… 92
- 単量体 …… 139

ち
- チアノーゼ …… 68
- 遅延型アレルギー …… 143
- チミン …… 90
- 中間比重リポタンパク …… 85
- 中性脂肪 …… 78, 83
- 中東呼吸器症候群 …… 114
- 超可変領域 …… 138
- 腸上皮化生 …… 29
- 超低比重リポタンパク …… 85
- 治療 …… 4
- チロシンキナーゼ …… 178
- チロシンリン酸化酵素 …… 178

つ・て
- 痛風 …… 90
  - ── 結節 …… 90
- ツベルクリン反応 …… 143
- 定位放射線照射 …… 197
- 低カルシウム血症 …… 95
- 定常領域 …… 138
- 低タンパク血症 …… 68, 92
- 低比重リポタンパク …… 85
- デオキシリボ核酸 …… 13, 89
- 適応反応 …… 17
- テタニー …… 95
- テロメア …… 24, 102
- テロメラーゼ …… 175
- 転移 …… 4, 173, 188
  - ── 性石灰化 …… 19
- 電解質 …… 76, 93
- 転写因子 …… 180
- 点状出血 …… 58
- 点突然変異 …… 176
- 伝令RNA …… 14

と
- 糖化 …… 80
- 同化 …… 77
- 同系移植 …… 151
- 糖原病 …… 79
- 糖質コルチコイド …… 78
- 糖新生 …… 78
- 糖代謝 …… 78
  - ── 異常 …… 79
- 疼痛 …… 157
- 動的平衡 …… 76
- 糖尿病 …… 79, 149
  - ──，1型 …… 80
  - ──，2型 …… 81
  - ── ケトアシドーシス …… 81
  - ── 神経障害 …… 80, 83
  - ── 腎症 …… 80, 82
  - ── ケトン性昏睡 …… 81
  - ── 網膜症 …… 80, 82
- 動脈硬化症 …… 10, 88
- 特異的防御機構 …… 3, 123, 131, 136
- 特発性血小板減少性紫斑病 …… 142, 146
- 独立の法則 …… 37
- 毒力 …… 119
- 吐血 …… 58
- ドナー …… 150
- トリグリセリド …… 78, 83
- トリソミー …… 42
- ドレナージ …… 196

な
- 内因 …… 6
  - ── 系凝固経路 …… 60
- 内出血 …… 58
- 内臓脂肪型肥満 …… 89
- 内的要因 …… 6
- 内毒素 …… 70
- 内分泌性萎縮 …… 18
- ナチュラルキラー細胞 …… 123
- ナノメートル …… 117
- 難病 …… 146

に
- Ⅱ型アレルギー …… 141
- 2型糖尿病 …… 81
- にきび …… 121
- 肉芽腫 …… 143, 163
- 肉腫 …… 173
- 二次止血 …… 60
- 二次性高血圧 …… 71
- 二次性脂質異常症 …… 87
- 二次性肥満 …… 87
- 二次創傷治癒 …… 30
- 21トリソミー …… 42
- 二倍体 …… 13
- 2本鎖DNA …… 14
- ニューモシスチス肺炎 …… 154
- 尿酸 …… 90
- 尿糖 …… 82
- 尿路結石 …… 19
- 2量体 …… 139
- 妊娠糖尿病 …… 82

ぬ・ね・の
- ヌクレオチド …… 90, 176
- ネクローシス …… 20
- ネフロン …… 106
- 粘膜内癌 …… 188
- 能動免疫 …… 136
- 嚢胞性線維症 …… 45
- 膿瘍 …… 162

は
- 肺炎 …… 154
- 媒介動物感染 …… 126
- 媒介物感染 …… 126
- 肺結核 …… 3

日本語索引

敗血症 ………………………… 63
　──性ショック ………… 70
肺血栓塞栓症 ………………… 54
肺循環 ………………………… 51
肺水腫 ………………………… 68
排泄 …………………………… 76
肺胞 …………………………… 105
廃用 …………………………… 17
　──症候群 ………………… 17
　──性萎縮 ………………… 17
白内障 ………………………… 108
白板症 ………………………… 188
播種性血管内凝固症候群 …… 63
播種性転移 …………………… 190
バセドウ病 …………… 144, 145
白血球 ………………………… 159
白血病 ………………………… 62
発熱 …………………… 132, 157
パラソルモン ………………… 93
瘢痕治癒 ……………………… 162
斑状出血 ……………………… 58
伴性潜性遺伝 ………………… 46

ひ

皮脂腺 ………………………… 121
脾腫 …………………………… 57
微小循環 ……………………… 54
　──系 ……………………… 158
非上皮性悪性腫瘍 …………… 173
ヒスタミン …………… 29, 132
ヒストン ……………………… 13
肥大 …………………………… 18
ビタミンD …………………… 19
非特異的防御機構 … 123, 131, 135
非特異的慢性炎症 …………… 163
ヒト白血球抗原 ……… 133, 150
飛沫核 ………………………… 126
　──感染 …………………… 126
飛沫感染 ……………………… 126
肥満 …………………………… 87
　──細胞 …………………… 132
　──症 ……………………… 88
病因学 ………………………… 2
病原体 ………………………… 116
病後保菌者 …………………… 126
病態発生学 …………………… 2
病理解剖 ……………………… 5
病理学 ………………………… 2
病理診断 ……………………… 4, 193
病理組織学 …………………… 2
病理組織診 …………………… 194
日和見感染症 ………………… 127
日和見菌 ……………………… 121
ヒーラ細胞 …………………… 102
びらん ………………………… 5, 32
ピリミジン塩基 ……………… 90
貧血 …………………………… 103

頻呼吸 ………………………… 70
頻脈 …………………………… 70

ふ

フィブリノーゲン …… 59, 165
フィブリン …………………… 59
　──血栓 …………………… 60
フィラデルフィア染色体 …… 178
フェニルケトン尿症 ………… 45
不可逆性細胞傷害 …………… 20
不活化 ………………………… 130
不完全再生 …………………… 28
腹腔 …………………………… 52
副交感神経 …………………… 71
副甲状腺ホルモン …… 19, 93
副作用（抗癌薬） …………… 198
腹水 …………………………… 69
不顕性感染 …………………… 112
不死化 ………………………… 175
浮腫 …………………………… 57, 68
物質代謝 ……………………… 77
物理的因子 …………………… 6
プラーク ……… 10, 64, 88, 121
ブラジキニン ………………… 157
プラスミン …………………… 61
プリオンタンパク …………… 117
プリオン病 …………………… 92
プリン塩基 …………………… 90
プリン体 ……………………… 90
プロスタグランジン ………… 132
分化 …………………………… 20
分解 …………………………… 76
分割照射 ……………………… 196
分子標的治療薬 ……………… 198
分離の法則 …………………… 37

へ

ヘイフリック限界 …… 23, 101
ヘパラン硫酸プロテオグリカン … 32
ヘリコバクター・ピロリ菌 … 20, 32
ヘルパーT細胞 … 125, 132, 138
辺縁プール …………………… 164
変形性関節症 ………………… 107
変性 …………………………… 19
扁平上皮化生 ………………… 29
扁平上皮細胞 ………………… 20
ヘンレ係蹄 …………………… 107

ほ

保因者 ………………………… 45
蜂窩織炎 ……………………… 162
剖検 …………………………… 5
房室ブロック ………………… 105
放射線被曝量 ………………… 181
放射線療法 …………………… 196
乏尿 …………………………… 70
泡沫細胞 ……………………… 64

ボーエン病 …………………… 188
保菌者 ………………………… 125
補体 …………………… 70, 123
発赤 …………………………… 157
母乳感染 ……………………… 127
ホメオスタシス ……… 27, 76
本態性高血圧 ………………… 72

ま・み・む

マイクロメートル …………… 117
マイコプラズマ ……………… 118
マクロファージ … 22, 123, 160
マススクリーニング ………… 45
マスト細胞 …………………… 132
まだら食道 …………………… 188
慢性炎症 ……………… 125, 162
慢性骨髄性白血病 …………… 178
慢性糸球体腎炎 ……………… 143
慢性肉芽腫性炎症 …………… 163
ミトコンドリア ……………… 13
　──病 ……………………… 81
無為萎縮 ……………………… 17
無機化合物 …………………… 77
無気肺 ………………………… 195
無機物 ………………………… 77

め・も

メタボリックシンドローム … 10, 89
メチル化 ……………………… 175
メッセンジャーRNA ………… 14
免疫 …………………… 122, 131, 134
　──機構 …………………… 130
　──グロブリン（→抗体）
　──チェックポイント阻害薬 … 199
　──複合体型アレルギー … 142
　──不全症 ………………… 146
メンデルの法則 ……………… 37
毛細血管 ……………………… 50
毛包 …………………………… 121
網膜芽細胞腫 ………………… 179
モノソミー …………………… 42
門脈 …………………………… 56
　──圧亢進症 ……………… 57
　──循環 …………………… 55

や・ゆ・よ

薬剤耐性菌 …………………… 112
融解壊死 ……………………… 20
有機化合物 …………………… 77
有機物 ………………………… 77
優性 …………………………… 37
遊離脂肪酸 …………………… 83
優劣の法則 …………………… 37
輸血 …………………………… 132
予後 …………………………… 174
予防 …………………………… 4
IV型アレルギー ……………… 143

205

索引

ら・り

- ランゲルハンス島 … 78
- リケッチア … 118
- リゾチーム … 136
- リボ核酸 … 89
- リポタンパク … 84
- リポフスチン … 105
- 良性腫瘍 … 172
- 量的形質 … 37
- リン脂質 … 83
- 臨床診断 … 4
- リンパ球 … 159
- リンパ行性転移 … 190
- リンパ組織 … 136
- リンパ浮腫 … 69
- リンホカイン … 138

れ・ろ・わ

- レシピエント … 151
- レックリングハウゼン病 … 44
- 劣性 … 37
- レニン・アンジオテンシン・アルドステロン系 … 106
- レンサ球菌 … 121
- レントゲン … 2
- ロイコトリエン … 161
- 老化 … 23, 98
- 労作性狭心症 … 67
- 老視 … 108
- ロングフライト血栓症 … 54
- ワクチン … 130

外国語索引

- α フェトプロテイン … 192
- A 型肝炎ウイルス … 32
- ABO 血液型 … 133
- AFP … 192
- ATP … 79
- B 型肝炎ウイルス … 32
- B 細胞 … 125, 132, 136, 138, 160
- B リンパ球（→B 細胞）
- Bax … 180
- BMI … 87
- C 型肝炎ウイルス … 32
- C 反応性タンパク … 2
- CA19-9 … 193
- CEA … 192
- CRP … 2, 165
- CT … 2
- DIC … 63
- DNA … 13, 89
  - ── ポリメラーゼ … 181
  - ── ヘリカーゼ … 104
- GADD45 … 180
- G-CSF … 198
- GVH … 151
- Gy … 47
- H 鎖 … 138
- HDL … 85
- HeLa 細胞 … 102
- HLA … 133, 150
- IDL … 85
- IFN … 132
- IgA … 139
- IgD … 139
- IgE … 132, 139
- IgG … 138, 147
- IgM … 139
- IL-1 … 132
- IL-2 … 132
- L 鎖 … 138
- LDL … 85
  - ── コレステロール … 64
- MERS … 114
- NK 細胞 … 123
- p21 … 180
- p53 遺伝子 … 180
- PSA … 193
- PTH … 93
- RB 遺伝子 … 179
- RNA … 89
- SARS … 113
- Sv … 181
- T 細胞 … 125, 132, 136, 160
- T リンパ球（→T 細胞）
- TCA サイクル … 76, 79
- TNF-α … 132
- VLDL … 85
- X 線写真 … 2
- X 染色体連鎖潜性遺伝 … 46
- XXY 症候群 … 43

著者略歴

小林正伸(Masanobu Kobayashi)
北海道医療大学看護福祉学部 特任教授

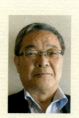

1953年栃木県生まれ．1978年北海道大学医学部卒業，北海道大学医学部第三内科入局．その後，血液内科医として北海道大学医学部附属病院（現 北海道大学病院）および関連病院にて臨床・研究・教育を行う．1987年オーストラリア国立大学客員研究員，北海道大学医学部附属癌研究施設病理部門講師，同助教授，北海道医療大学看護福祉学部教授を経て，2018年より現職．日本癌学会，日本がん予防学会などに所属．

なるほどなっとく！病理学
病態形成の基本的な仕組み

2015年12月 1日　1版1刷	©2019
2017年 4月10日　　　2刷	
2019年 2月14日　2版1刷	
2025年 1月30日　　　6刷	

著　者
　こばやしまさのぶ
　小林正伸

発行者
　株式会社 南山堂　代表者 鈴木幹太
　〒113-0034 東京都文京区湯島4-1-11
　TEL 代表 03-5689-7850　www.nanzando.com

ISBN 978-4-525-15162-1

〈出版者著作権管理機構 委託出版物〉
複製を行う場合はそのつど事前に(一社)出版者著作権管理機構(電話03-5244-5088, FAX 03-5244-5089, e-mail: info@jcopy.or.jp)の許諾を得るようお願いいたします．

本書の内容を無断で複製することは，著作権法上での例外を除き禁じられています．また，代行業者等の第三者に依頼してスキャニング，デジタルデータ化を行うことは認められておりません．